老年人急救知识图册

唐玲　曹飒丽　编著

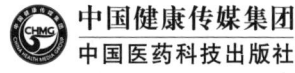
中国健康传媒集团
中国医药科技出版社

内容提要

本书共分为五章，主要内容包括急救常用的方法、老年人常见急重症的急救、老年人突发意外时的急救和自救等，图文并茂，语言通俗易懂，图片形象生动，内容贴近生活，是一本老年人家庭必备急救手册。可帮助读者快速掌握急救常识，提高救护能力，让读者在急救人员到达前，能第一时间采取急救措施，保护自己，救助他人！

图书在版编目（CIP）数据

老年人急救知识图册 / 唐玲，曹飒丽编著 . — 北京：中国医药科技出版社，2024.11
ISBN 978-7-5214-3374-6

Ⅰ.①老… Ⅱ.①唐…②曹… Ⅲ.①老年人—急救—图集 Ⅳ.① R459.7-64

中国版本图书馆 CIP 数据核字（2022）第 160192 号

美术编辑　陈君杞
版式设计　锋尚设计

出版	中国健康传媒集团｜中国医药科技出版社
地址	北京市海淀区文慧园北路甲 22 号
邮编	100082
电话	发行：010-62227427　邮购：010-62236938
网址	www.cmstp.com
规格	880×1230mm　1/32
印张	5 3/8
字数	99 千字
版次	2024 年 11 月第 1 版
印次	2024 年 11 月第 1 次印刷
印刷	北京盛通印刷股份有限公司
经销	全国各地新华书店
书号	ISBN 978-7-5214-3374-6
定价	39.00 元

版权所有　盗版必究
举报电话：010-62228771
本社图书如存在印装质量问题请与本社联系调换

获取新书信息、投稿、为图书纠错，请扫码联系我们。

前言

在我国，根据《老年人权益保障法》（2018年修订）第二条规定，凡年满60周岁的都属于老年人。随着人们的平均寿命日渐增长，人口老龄化已成为当今世界发展的必然趋势。2024年10月11日，国家民政部、全国老龄办发布《2023年度国家老龄事业发展公报》。公报显示，截至2023年末，全国60周岁及以上老年人口29697万人，占总人口的21.1%；其中65周岁及以上老年人口21676万人，占总人口的15.4%。

随着人口老龄化的发展，老年人的健康问题已日益成为社会所关注的问题。衰老是不可抗拒的自然法则，是人生命活动中一个渐进的过程，有的变化甚至从幼儿期就开始了。进入老年之后，代谢功能的降低是其生理特点之一，尽管这个进程快慢会因人而异，但均不可避免。许多疾病是随着年龄的增大而发生的，尤其是慢性疾病的发病率逐年升高。然而，在人们的一生中，大约有25%的死亡不是因为衰老或者绝症造成的，而是因为意外事故、灾害等造成的损伤得不到现场的急救、自救，或者说是被错误的急救、自救耽误了最佳救治时机导致的。

　　本书共分为五章，前两章总体介绍急救与自救的基本常识和常用技能，帮助每一位读者打下急救、自救的坚实基础；第三、四章分别介绍老年人常见急重症、突发意外情况发生时的急救办法。不仅从正确的急救措施及注意事项等角度介绍各种生活急救、自救常识和技巧，而且还会介绍一些预防、常见错误处理方式等。全书语言通俗易懂，图片形象生动，内容实用，操作简单，有较强的针对性、实用性及可操作性，为我们家庭生活中老年人可能面临的诸多危机和难题提供了快速、有效、可行的应急处理对策。

　　俗话说，家有一老，如有一宝。健康长寿是人们美好的愿望，老年人健康护理有着十分重要的意义。本书编写的宗旨是让读者遇到问题，对应目录查找，一查便能轻松找到，对应内容去看，每一条都清晰明了，让每一位读者都能在最短的时间内，学习最有效的急救、自救方法，为后续的治疗争取时间。

　　由于编者水平所限，书中不足之处恳请读者和同行指正。

编者

2024年6月

目录

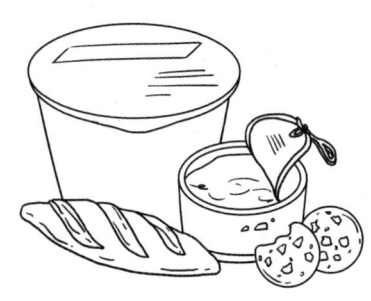

第一章
家有老人,这些急救知识一定要掌握 / 001

第一节 学会正确拨打急救电话 …………… 002
一、哪些情况一定要拨打急救电话 ……… 002
二、拨打急救电话的一般流程 …………… 003
三、拨打急救电话的注意事项 …………… 005

第二节 学会观察生命体征 ………………… 006
一、观察意识 ……………………………… 006
二、观察呼吸 ……………………………… 007
三、观察瞳孔 ……………………………… 007
四、测量脉搏 ……………………………… 008

五、测量血压 ……………………………………… 008
六、测量体温 ……………………………………… 009

第三节 家中要常备急救箱 …………………………… 010
一、常用应急药品 ………………………………… 010
二、常用急救用品 ………………………………… 011
三、常用急救食品 ………………………………… 012

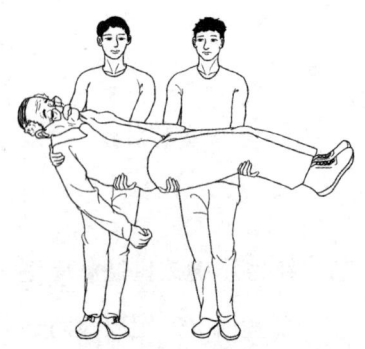

第二章
学会这些技能，紧急关头能救命 / 013

第一节 基本创伤救命术 ……………………………… 014
一、止血方法 ……………………………………… 014
二、包扎方法 ……………………………………… 019
三、固定方法 ……………………………………… 026
四、搬运患者方法 ………………………………… 034

目录

第二节　海姆立克急救法 …………………… 039
　一、了解气道异物阻塞 …………………… 039
　二、为什么老年人更易发生气道异物阻塞 … 040
　三、什么是海姆立克急救法 ……………… 040
　四、如何实施海姆立克急救法 …………… 041
　五、身边没人时，老年人如何自救 ……… 046

第三节　急救黄金6分钟——心肺复苏术 … 047
　一、实施前，需要准备什么 ……………… 047
　二、心肺复苏术的实施过程 ……………… 048
　三、实施时要注意什么 …………………… 049

第四节　其他常用急救操作技术 ………… 050
　一、怎样用乙醇擦浴 ……………………… 050
　二、怎样进行冷敷 ………………………… 053

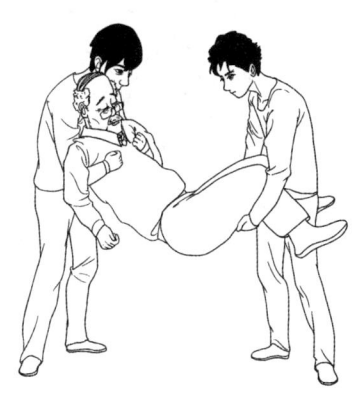

3

第三章
老年人常见急重症的急救 / 057

心绞痛 …………… 058	短暂性脑缺血发作 …… 074
急性心肌梗死 …… 060	急性脑梗死 …………… 076
支气管哮喘急性发作 … 062	脑出血 ………………… 078
自发性气胸 ……… 064	休克 …………………… 080
咯血 ……………… 066	昏迷 …………………… 082
急性胰腺炎 ……… 068	低血糖 ………………… 084
突发性高血压 …… 070	急性胃出血 …………… 086
低血压 …………… 072	中暑 …………………… 088

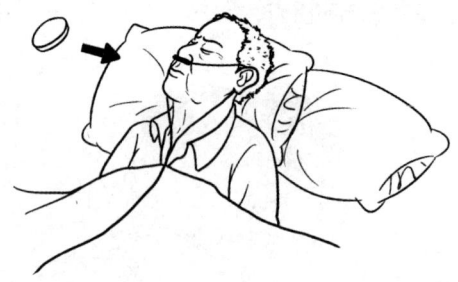

目录

第四章
老年人突发意外时的急救和自救 / 091

鱼刺卡喉 …………… 092	洗澡时突然晕倒 …… 114
吃饭噎着 …………… 094	利器扎入身体 ……… 116
异物堵住呼吸道 …… 096	烧烫伤 ……………… 118
异物入眼 …………… 098	低温冻伤 …………… 122
异物入耳 …………… 100	切割伤及擦伤 ……… 124
食物中毒 …………… 102	游泳溺水 …………… 126
药物中毒 …………… 106	触电 ………………… 130
燃气中毒 …………… 108	宠物咬（抓）伤 …… 134
酒精中毒 …………… 112	眼睛撞伤 …………… 136

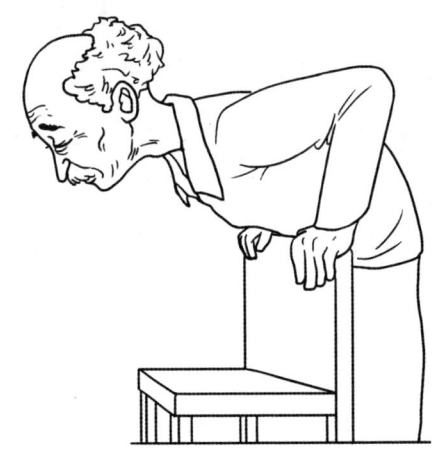

下巴脱臼 ……… 138	跟腱受伤 ……… 148
骨折 ……… 140	手指关节错位 ……… 150
腿脚抽筋 ……… 142	踝关节扭伤 ……… 152
颈部扭伤 ……… 144	跌倒 ……… 154
肌肉拉伤 ……… 146	

第五章

独居老人的"急救经" / 159

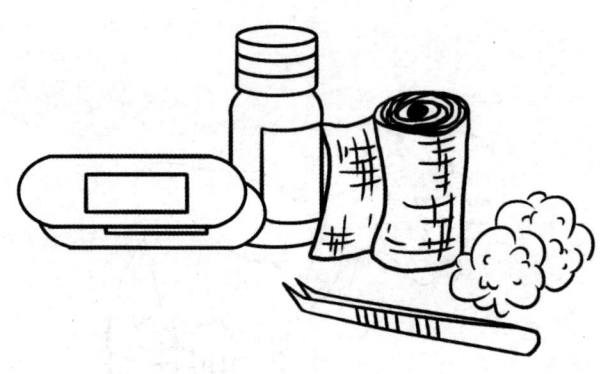

第一章

家有老人，
这些急救知识一定要掌握

对于老年人来说，由于身体各项功能减退，发生意外的风险大大增加。老人及家人如果能掌握一些相关的急救知识，就可能在意外发生的第一时间，将伤害降到最低。

第一节

学会正确拨打急救电话

一、哪些情况一定要拨打急救电话

生活中,老年人偶尔会有些小病痛、小创伤,这时在家自行处理,便可以恢复身体健康。可是,当家里老年人出现疑似危重病的一些症状,建议在对患者进行力所能及的抢救的同时,必须马上拨打急救电话"120",争取尽早就医。

以下这些症状,一旦发生,应马上拨打"120"。

- ◆ 剧烈头痛,呕吐,血压明显升高,并大于180/120毫米汞柱。
- ◆ 突然不能说话,伸舌偏斜,口角㖞斜,一侧肢体麻木无力。
- ◆ 四肢水肿,呼吸困难,不断咳出白色或粉红色泡沫痰。
- ◆ 大量呕血或者深咖啡色样物质,或者咳血不止,出血量较大。

- 哮喘突然发作，只能坐着呼吸，不能平卧，嘴唇发紫。
- 怀疑发生烈性传染病。
- 突然发生抽搐并且长时间不停止或间歇性反复发生抽搐。
- 胸痛持续30分钟以上，服用硝酸甘油不缓解，并伴有后背放射痛、大汗淋漓等症状。
- 进餐后短时间内出现恶心、呕吐、腹痛、腹泻等疑似食物中毒症状。
- 发生车祸，有颅脑外伤或脊柱肢体外伤；摔伤所致肢体活动障碍，怀疑有骨折。

二、拨打急救电话的一般流程

- 急救电话接通之后，应保持沉着、冷静，并用清晰、准确、精炼的语言，说清楚以下内容：患者的姓名、性别、年龄及所在详细地址，或距离最近的醒目标志。说明意外事件的类型、发病或受伤的情况，目前患者最危急的情况，如昏倒在地、呼吸困难、大出血等症状。向救护人员报告已经采取了哪些现场急救措施，救治效果如何，或请教处理方法。

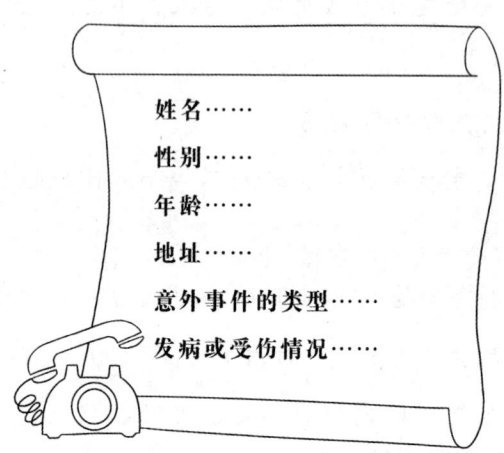

姓名……
性别……
年龄……
地址……
意外事件的类型……
发病或受伤情况……

- 如果是意外灾害事故、突发事件等造成有成批患者的时候，不仅要拨打"120"急救，说明伤害性质，如中毒、车祸、溺水、触电等，同时说明受伤人数，最好再拨打"110"报警电话，寻求警方帮助，做好现场防护工作。

- 一定要让"120"调度人员先挂断电话，以保证对方已经完整了解他们所需要的信息。

- 约定好等候、接应救护车的确切地点。等车的地点最好选择就近的醒目位置，如较大的路口、胡同口、公交车站、标志性建筑等处。这样可以尽量避免救护车因对地理环境生疏而造成的延误，从而更快地到达患者身边。

- 结束通话后，尽量及时前往约定好的地点，接应救护车,并保持手机畅通。做好准备工作,如果救护车20分钟之后仍未到达,则再次打电话进行询问,以避免突发状况。

三、拨打急救电话的注意事项

在拨打急救电话时,因为着急,可能会存在说不清楚的情况。这样,既耽误时间,也不能提供准确信息,从而影响对患者的及时救治。因此,打急救电话有一些特别值得注意的地方。

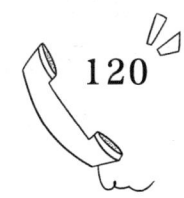

- ◆ 拨打急救电话要及时、果断,不能犹豫。
- ◆ 电话接通后,首先确认对方是否为医疗急救中心。
- ◆ 要简明、扼要地说明患者的主要症状,以便让专业救护人员判断需做哪些急救准备,将患者送往哪家医院最好。
- ◆ 如果是意外伤害,要先说明伤害的性质,如触电、爆炸、溺水、火灾、中毒、交通事故等,再报告患者的受伤部位和情况。
- ◆ 要留下电话号码,以便医护人员与你联系。如果不是自己去接救护车,务必记得留下接应救护车的人的姓名和电话号码。

◆ 要随时主动与急救电话保持联系,询问还有多长时间到达。

◆ 电话结束后,陪同去医院的家属要迅速准备好患者需要带走的药品、衣物等。如果是中毒患者,需要把可疑药品带上。在救护车到达之前,迅速清理门前、楼道等处堆放的杂物、自行车等,以免影响患者的搬运。

第二节

学会观察生命体征

一、观察意识

正常人的神志是清晰的。如果有老人出现呼吸、心跳存在,但是按压或针刺人中穴毫无反应,

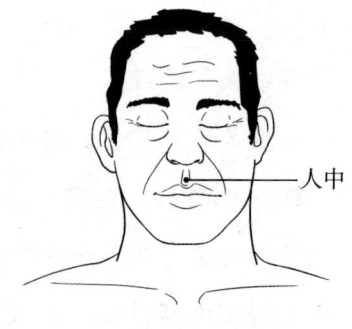
人中

则有可能是失去了意识。一般意识失去时间越长，病情就越严重。

二、观察呼吸

正常成人的呼吸是16～20次/分，一呼一吸时间均等。检查呼吸是否存在，一看（看胸部或腹部有无起伏）、二听（听口、鼻有无呼吸声音）、三感觉（感觉口、鼻有无气流溢出）。当检查完成确定呼吸微弱或停止时，则需要进行人工呼吸。

三、观察瞳孔

正常成人的瞳孔直径是2～4毫米，等大而且是正圆形，位于眼球的中央。如果两侧瞳孔出现不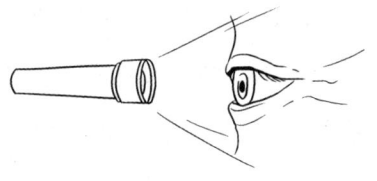
对称、缩小或放大、边缘不整齐、对光反应迟钝等，则表示有病态。如果瞳孔对光没有反应，角膜反射消失则是死亡的表现。如果瞳孔放大，可能是由于药物作用引起的，也可能是死亡的征象之一，此时要做好区别。

四、测量脉搏

正常人在安静状态下的脉搏一般是60~100次/分，跳动均匀有力。小于60次/分，表示心动过缓；大于100次/分，表示心动过速。在急救现场一旦无法测到颈动脉搏动，则代表心跳已经停止，需要进行人工呼吸、胸外按压等急救措施。

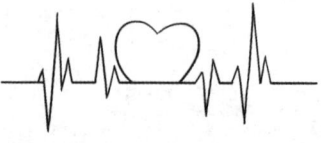

正常心率60~100次/分

五、测量血压

正常成人的血压界于140/90毫米汞柱~90/60毫米汞柱之间。异常血压的种类：一般有高血压、临界高血压和低血压3种。其中高血压的收缩压在165毫米汞柱以上或舒张压在98毫米汞柱以上；临界高血压的收缩压高于142毫米汞柱而低于165毫米汞柱，或舒张压高于90毫米汞柱而低于98毫米汞柱；低血压的收缩压低于90毫米汞柱，舒张压低于60毫米汞柱。

异常血压的护理：首先要排除外因，如袖带过松或过紧。出现异常时可检查后重新测量。其次，救护人员

应该表现心境平和，在测得患者血压异常时，不要表现出焦虑、急躁等，耐心再测一遍的同时注意观察患者的生命体征。最后，要注意

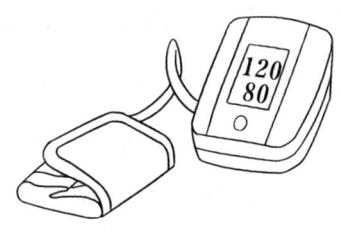

正确的处理方法，如果患者血压过高，应立即让其平卧；如果患者血压过低，应立即让其平卧或抬高下肢，头部要稍微抬起。

六、测量体温

人的体温腋下正常温度是36~37℃，临床上根据发热的温度会把发热分为低热、中热、高热和超高热的现象，在不同的部位测量体温也具有不同的温度划分。以口腔温度为例，低热37.3~38℃，中热38.1~39℃，高热39.1~41℃，超高热41℃以上。

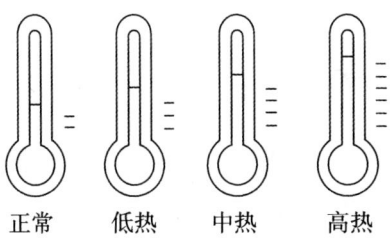

正常　　低热　　中热　　高热

测量体温时需要注意以下几点。

- 在测量前要检查体温计有无破损，甩的时候不能触及硬物，否则容易破碎。
- 如果有进食、喝水、运动出汗等情况，必须休息半小时才能测体温，以免造成测量结果偏差。
- 精神异常、昏迷、口腔疾患、口鼻腔手术、呼吸困难、不能合作者不能采用口腔温度计测温，以免咬断体温计发生危险。
- 直肠疾病或手术后、腹泻、心梗患者不宜进行直肠测温，热水坐浴、灌肠后需待30分钟后才可进行直肠测温。

第三节

家中要常备急救箱

一、常用应急药品

- **外用药**：碘伏、眼药水、烫伤膏、消炎粉等。
- **内服药**：解热镇痛药、治感冒类药、止咳化痰药、胃肠解痉药、助消化药、通便药、抗过敏药、抗生素等。

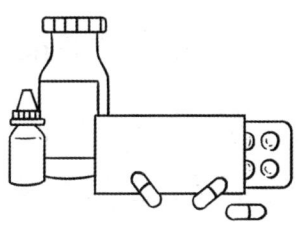

其中心脑血管患者平时还要多备一些硝酸甘油,一旦觉得胸闷、心脏不适或者是出现心绞痛等症状,便立即舌下含服。此外,还可以备安宫牛黄丸,用于中风患者突然出现昏迷、热性惊厥情况。

二、常用急救用品

包括三角巾、止血带、绷带、胶布、体温计、剪刀、酒精棉球等医用材料;逃生绳、收音机、锤子、钳子、家用灭火器、手电筒等日常应急用品。除此之外,也要常备血压计、血糖仪和氧气袋。

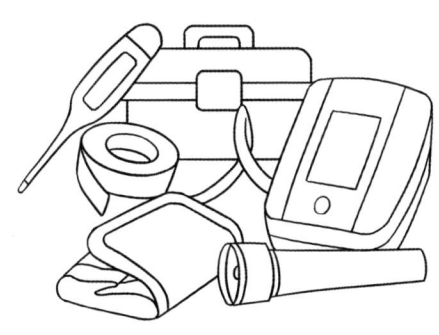

三、常用急救食品

包括面包、饼干、方便面等干粮、瓶装饮用水、罐装食品等,这些都需要定期更换。

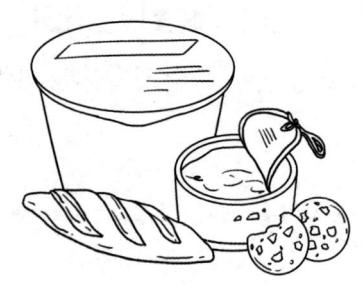

第二章

学会这些技能，
紧急关头能救命

时间就是生命，意外伤害或疾病发生时，最有效的抢救时间只有短短的4~6分钟，这也就是医学上所说的"黄金救命时间"。而我们要做的是要在准确掌握急救知识和技术情况下，在最紧急的时候，挽救自己或他人的生命。

第一节

基本创伤救命术

一、止血方法

血液是维持生命的重要物质。一旦受外伤引起大出血，其出血量超过全身血量的1/4，就会出现生命危险，因此止血法不可不学。

1. 一般止血法

此种方法适用于小创口出血的情况。具体操作步骤如下。

- 用按压止血法，将清洁的布块或毛巾等垫在伤口上，直接按压10～20分钟。
- 血止住后，用绷带轻轻包住，不要包得太紧。
- 不要用脱脂棉或纸垫在伤口处，也不能在伤口上涂药。
- 如果伤口被脏东西污染，首先使用消毒凉水或冷开水冲洗，不要使用肥皂。

- 出血伤口周围的血块、血浆不要擦掉，伤口内如果有玻璃片等异物也不要拔出，应该立即到医院处理。

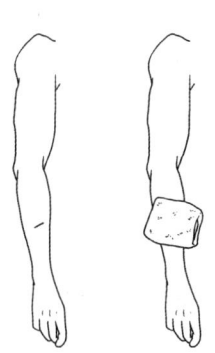

2. 指压止血法

此种方法一般适用于较大的动脉出血的情况。出血后用拇指压住出血的血管上方（近心端），使血管被压闭住，中断血液。

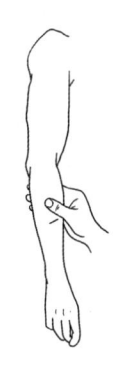

- **头顶出血**：用食指或拇指压迫伤口同侧耳前方颞浅动脉搏动点。
- **头颈部出血**：用食指或其他四指在颈总动脉搏动处，压向颈椎方向，不要两侧同时按压。
- **肩腋部出血**：用食指压迫同侧锁骨中点后方的锁骨下动脉搏动处，把其压向深处的第一肋骨。
- **前臂出血**：用一根手指压迫上臂内侧肱二头肌沟处的肱动脉搏动点。
- **手部出血**：两手拇指同时压迫腕部内外侧的搏动点。
- **大腿以下出血**：自救时双手拇指重叠，用力压迫大腿上端、腹股沟中点稍下方的股动脉搏动点。

◆ 足部出血：用两手食指和拇指同时压迫足背中部近踝关节处胫前动脉和足跟内侧与脚踝之间的胫后动脉。

3. 填塞止血法

此种方法一般适用于软组织内血管损伤出血的情况。在出血后用无菌绷带或纱布填入伤口内压紧，外面加上大块无菌敷料加压包扎。

4. 加压包扎法

此种方法适合伤口较大、出血较多的情况。出血后先用纱布等做成垫子，放在伤口的无菌敷料上，再用绷带或三角巾加压包扎。包扎的压力应该适度，以达到止血而又不影响肢体远端血液流动为度。

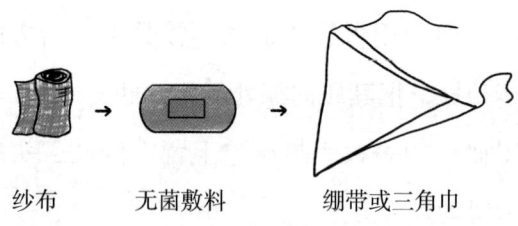

纱布　　无菌敷料　　绷带或三角巾

5. 止血带止血法

此种方法一般适用于较大的肢体动脉出血的情况。

如果事出突然,一般可以用橡皮带、宽布条、三角巾、毛巾等作为止血带使用。

6. 其他

- **冰块**:从冰箱中拿出冰块放在伤口上,可以起到止血作用。但是一定要注意,如果是冬天在野外受伤,不要随便用冰块止血,因为野外环境复杂,冰块中可能含有细菌。

- **绝缘胶布**:将绝缘胶布适当缠在伤口周围,能起到较好的止血效果。

- **淀粉或面粉**:如果被割伤流血不多,可以将淀粉或面粉撒在伤口上,它们可以吸收血液中的水分,促进血液凝固。

- **明矾**:明矾对于擦伤、挫伤比较有用,直接将明矾按在伤口处,几乎能够立即止血。

- **姜粉、辣椒粉、咖啡粉、盐水**:这些东西一般也可以止血,不过由于刺激性较强可能比较痛,建议慎重选择。

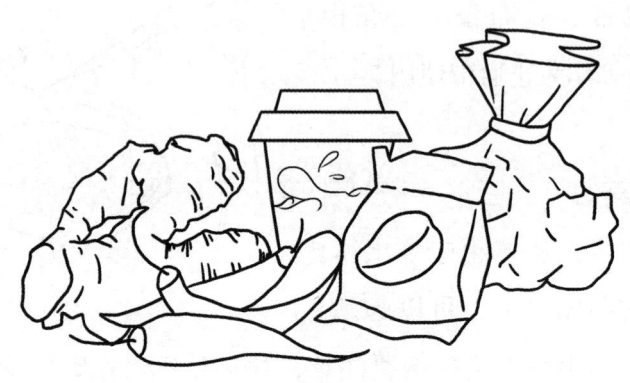

7. 出血的判断

- **外出血：** 血液从皮肤向体外流出。
- **内出血：** 血液从破裂的血管流入组织、脏器或体腔内。
- **静脉出血：** 颜色暗红，流出缓慢，呈持续性。
- **动脉出血：** 颜色鲜红，血流急，呈喷泉状或汩汩涌出。
- **毛细血管出血：** 颜色较鲜红，从整个创面渗出，找不到明显的出血点，一般可自行凝固。

注意事项

- 如果受伤后没有外出血，但有失血的表现或两者不成比例时应引起警惕，最好立即送医院检查治疗。

◆ 一般小动脉和静脉出血可以用加压包扎止血法。比较大的动脉出血，应用止血带止血。在紧急情况下，必须先用压迫法止血，然后再根据出血情况改用其他止血法。

◆ 如果伤口较小，有条件时先用生理盐水冲洗，再用消毒纱布覆盖伤口，用绷带或三角巾包扎。无条件时可用净水器过滤的自来水或消毒后的冷开水清洗伤口，再用干净毛巾或其他软质布料覆盖包扎。

◆ 出现伤口污染后，只要在6小时内进行充分清毒，一般不会化脓，所以止血后一定要抓紧时间就医。

◆ 无论是什么原因导致出血，都有发生破伤风的可能，因此必须去医院进行检查，打破伤风针等进行预防。

二、包扎方法

包扎方法不仅是战场上的常用救护方法，也是家庭医疗救护中的基本技术之一。一般常用的包扎材料有三角巾和绷带，最好选用质地良好的棉质、弹性网或特殊纸类的。但是在户外、现场紧急等情况下，毛巾、围巾、领带、丝袜、剪破的衣物、燕尾巾等，都可以临时替代绷带，作为包扎用品使用。要根据受伤部位不同而学习不同的包扎方法。

1. 三角巾包扎

◆ **头部包扎**：把三角巾折叠成两层约二指宽，放在前额齐眉以上，顶角拉向后颅部，三角巾的两底角经过两耳上方，拉向枕后，先做一个半结，压紧顶角，将顶角塞进结里，然后再将左右底角在前额打结。

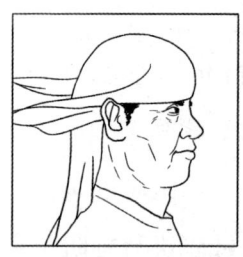 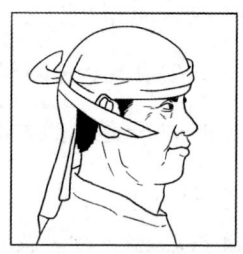 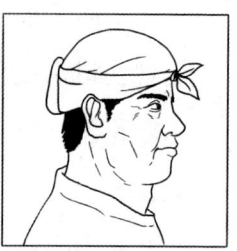

◆ **面部包扎**：在三角巾的顶处打结，套在下颌部，底边拉向枕部，上提两底角，拉紧并交叉压住底边，再绕到前额打结，包完后在眼、口、鼻处剪开小孔。

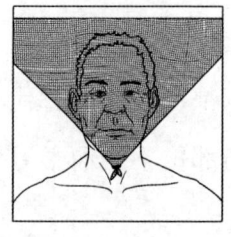 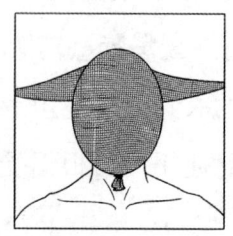 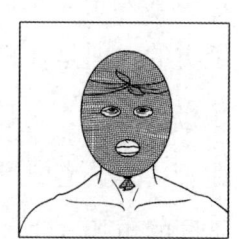

◆ **胸背部包扎**：取燕尾巾两条，底角打结相连，将连接处置于一侧腋下肋部，另外两个燕尾底边角围绕胸背部在对侧打结，然后把胸背燕尾的左右两角分别拉向两肩部打结。

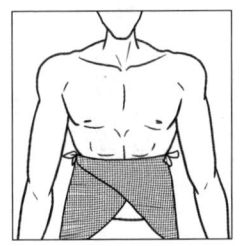 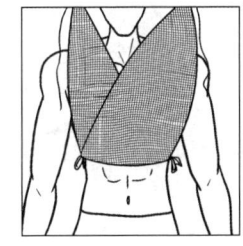 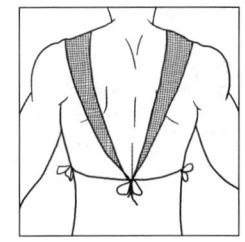

◆ **膝关节包扎**：三角巾顶角向上盖在膝关节上，底边反折向后拉，左右交叉后再向前拉到关节上方，压住顶角结。

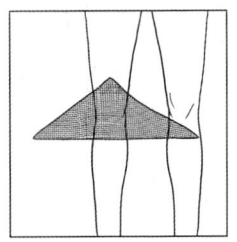 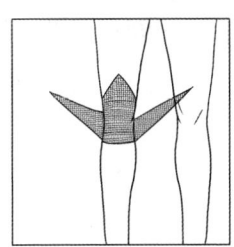 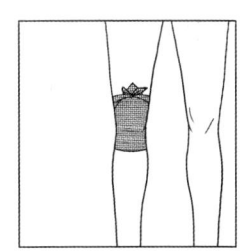

- **手、足包扎：** 手心（或脚心）向下放在三角巾上，手指（或脚趾）指向三角巾顶角，两底角拉向手背（或足背），左右交叉压住顶角，绕手腕（或踝部）打结。

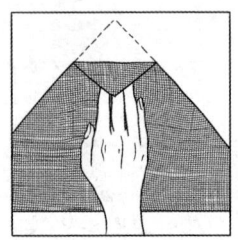 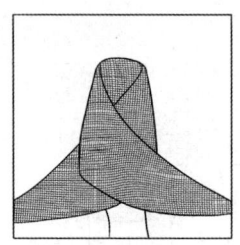 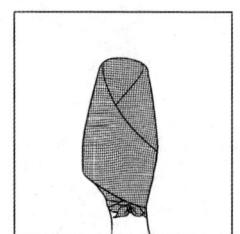

2. 绷带包扎

用绷带包扎时，应从远端向近端，绷带头必须压住，即在原处环绕数周，之后每缠一周要盖住前一周的 1/3～1/2。

- **环形包扎法：** 绷带放到需要包扎位置稍上方，第一圈做稍斜缠绕，第二、三圈做环形缠绕，并将第一圈斜出的绷带角压于第二、三层环形圈内。重复缠绕，在

第二章 学会这些技能，紧急关头能救命

绷带尾端撕开打结固定或用别针、胶布将尾部固定。常用于手、腕、足、颈、额等粗细较均匀处以及在包扎的开始和末端固定时用。

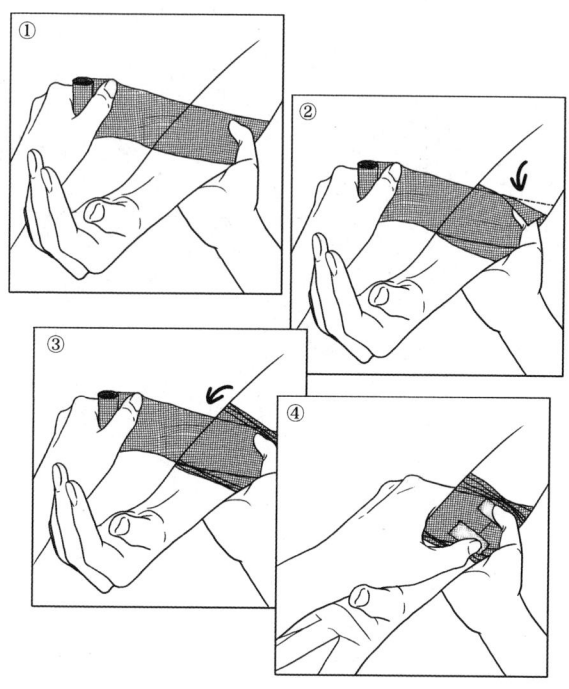

- **螺旋包扎法**：包扎时，做单纯螺旋上升，每一周压盖前一周的1/2，多用于肢体和躯干等处。

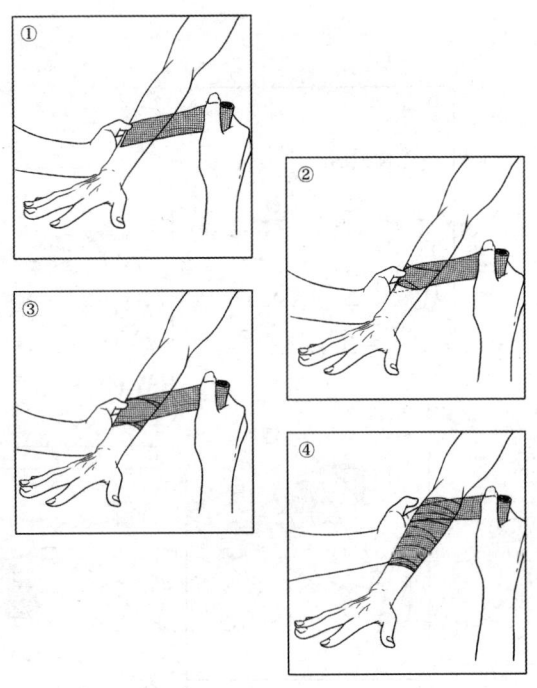

- **"8"字形包扎法**：本法是一圈向上、一圈向下的包扎，每周在正面和前一周相交，并压盖前一周的1/2。多用于肘、膝、踝、肩、髋等关节处。

第二章　学会这些技能，紧急关头能救命

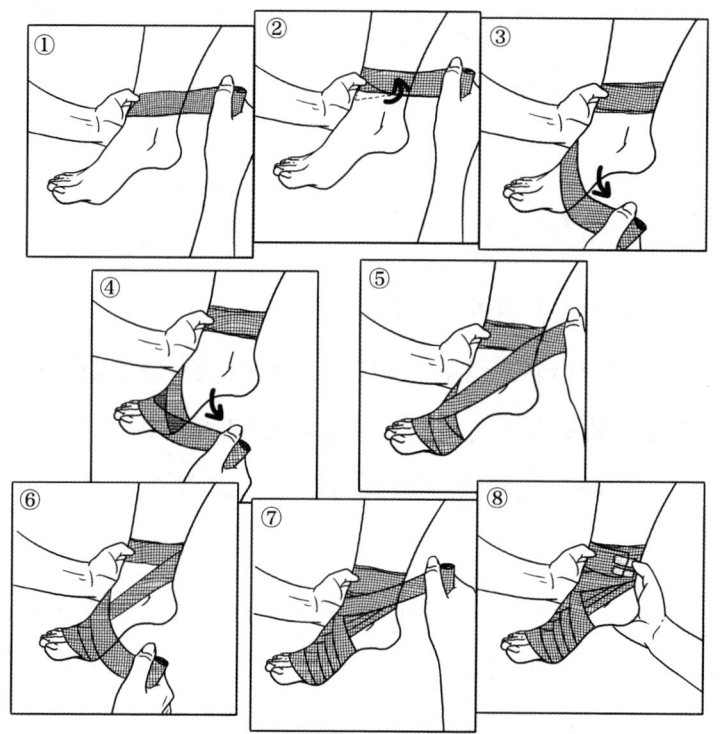

💡 注意事项

◆ 包扎时动作要迅速准确，不能加重患者的疼痛、出血和污染伤口。

◆ 包扎要松紧相宜。太紧容易影响血液循环；太松会使敷料脱落或移动。

◆ 最好用消毒的敷料覆盖伤口，紧包时也可用清洁的布片。

◆ 包扎四肢时，手指（脚趾）最好暴露在外面，以便观察。

- 用三角巾包扎时,边要固定,角要拉紧,中心伸展,包扎要贴实,打结要牢固。

三、固定方法

固定方法是针对骨折的急救措施,可以防止骨折部位移动,具有减轻患者痛苦的功效,同时能有效地防止因骨折断端的移动而损伤血管、神经等组织造成的严重并发症。

在实施骨折固定方法的时候,要注意患者的全身状况,如心脏停搏要先复苏处理;如休克,要先抗休克或同时处理休克;如大出血,要先止血包扎,然后固定。急救固定的目的不是为了让骨折复位,而是为了防止骨折断端的移动,所以刺出伤口的骨折端不应该送回。固定时动作要轻巧,固定要牢靠,松紧要适度,皮肤与夹板之间要垫适量的软物,尤其是夹板两端骨突出处和空隙部位更要注意,以防局部受压引起缺血坏死。

1. 固定材料

- **木制夹板**:有各种长短规格,以适合不同部位的需要,外包软性敷料。
- **钢丝夹板**:一般有7厘米×100厘米、10厘米×100厘米、

15厘米×100厘米等规格。携带方便，可以按需要任意弯曲，以适应各部位，使用时应在钢丝夹板上放置软性衬垫，以免伤到皮肤。

- **塑料夹板：** 由于是塑料制成，可在60℃以上热水中软化，塑形后托住骨折部位包扎，冷却后塑料夹板变硬，起到固定作用。

- **负压气垫：** 这是一种片状双层塑料膜，膜内装有特殊高分子材料，使用时把片状膜包裹骨折肢体，使肢体处于需要固定位置，然后向气阀抽气，气垫立刻变硬，起到固定作用。

- **充气夹板：** 这是一种筒状的双层塑料膜，使用时把筒膜套在骨折肢体外，使肢体处于需要固定的位置，然后向进气阀吹气，双层内充气后立刻变硬，起到固定作用。

- **其他材料：** 如特制的颈部固定器、股骨骨折的托马固定架，紧要时就地取材的竹棒、木棍、树枝等。

2. 固定方法

这里着重介绍在突如其来的急救下经常用到的木制夹板和三角巾的固定方法。

- **头部固定：** 头部如果出现下颌骨折，采用十字包扎法。

将三角巾折成三指宽的带状巾，放于下颌处，持两个底角经过双耳分别向上提，较长的一端绕过头顶与短的一端在颞部交叉，然后分别经过额部、后枕部在另一侧颞部打结固定。

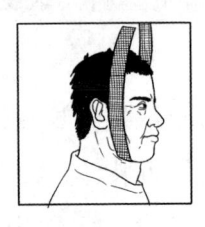

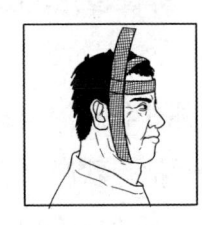

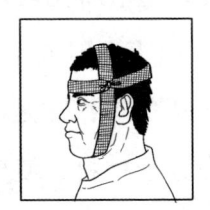

◆ **胸部固定**：以下两种要做好区别。

（1）胸部锁骨骨折固定方法：将两条四指宽的带状三角巾分别环绕两个肩关节，于肩部打结；再分别将三角巾的底角拉紧，在两肩过度后张的情况下，在背部将底角拉紧打结。

（2）胸部肋骨骨折固定方法：同上文中的胸背部外伤包扎方法。

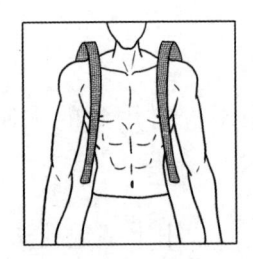

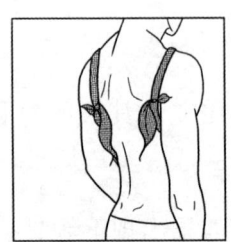

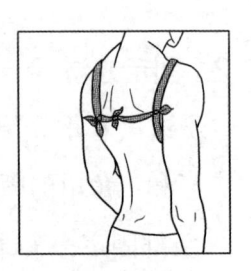

◆ **四肢骨折固定：** 不同部位的固定方法不同，要做好区分。

（1）肱骨骨折固定方法：用两条三角巾和一块夹板将伤肢固定，然后用一块燕尾式三角巾中间悬吊前臂，使两底角向上绕颈部后打结，最后用一条带状三角巾分别经胸背于健侧腋下打结。

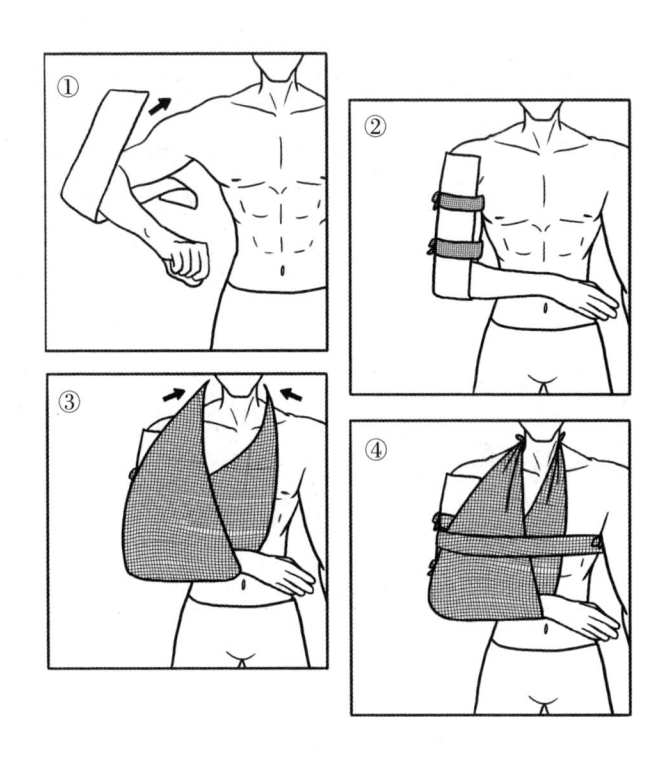

（2）肘关节骨折固定方法：当肘关节弯曲时，用两带状三角巾和一块夹板把关节固定。当肘关节伸直时，可用一卷绷带和一块三角巾把肘关节固定。

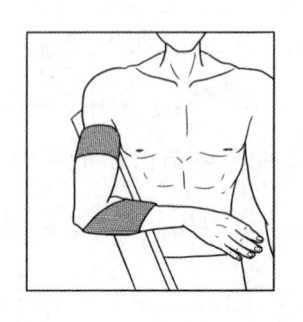

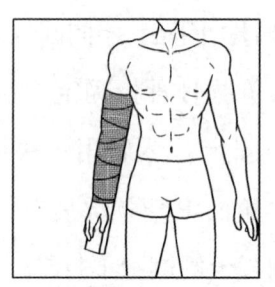

（3）桡骨、尺骨骨折固定方法：用一块合适的夹板置于伤肢下面，用两块带状三角巾或绷带把伤肢和夹板固定，再用一块燕尾三角巾悬吊伤肢，最后再用一条带状三角巾的两底边分别绕胸背于健腋下打结固定。

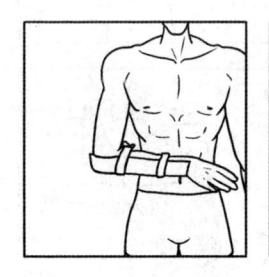

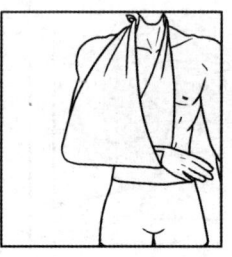

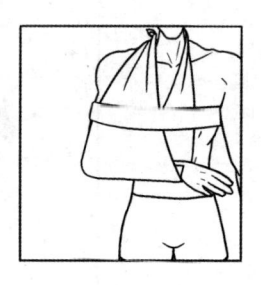

（4）手指骨骨折固定方法：利用冰棒棍或短筷子做小夹板，另用两片胶布作黏合固定。若无固定棒棍，可以把伤肢黏合，固定在健肢上。

第二章　学会这些技能，紧急关头能救命

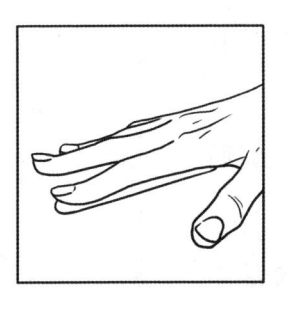

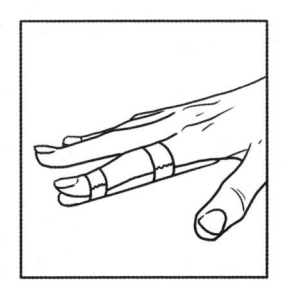

（5）股骨骨折固定方法：用一块长夹板（长度为患者的腋下至足跟）放在伤肢侧，另用一块短夹板（长度为会阴至足跟）放在伤肢内侧，至少用4条带状三角巾，分别在腋下、腰部、大腿根部及膝部分别环绕伤肢包扎

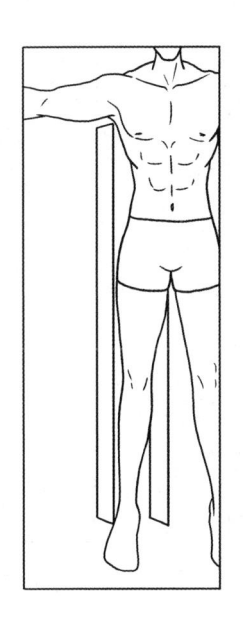

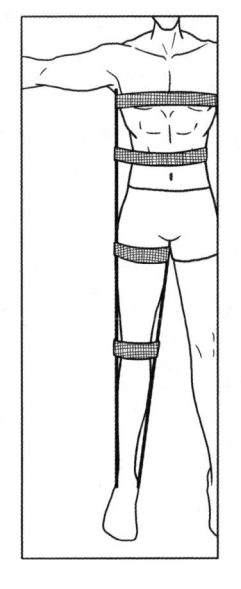

固定，注意在关节突出部位要放软垫。若无夹板时，可以用带状三角巾或绷带把伤肢固定在健侧肢体上。

（6）胫骨、腓骨骨折固定方法：与股骨骨折固定相似，只是夹板长度稍超过膝关节即可。

◆ **脊柱骨折固定：**脊柱事关生命，固定时一定要轻巧且小心。

（1）颈椎骨折固定方法：患者仰卧，在头枕部垫一薄枕，使头部呈正中位，头部不要前屈或后仰，再在头的两侧垫枕头或衣物，最后用一条带子通过患者额部固定头部，限制头部前后左右晃动。

（2）胸椎、腰椎骨折固定方法：使患者平直仰卧在硬质木板或其他板上，在伤处垫一个薄枕，使脊柱稍向上突，然后用几条带子把患者固定，使患者不能左右转动。

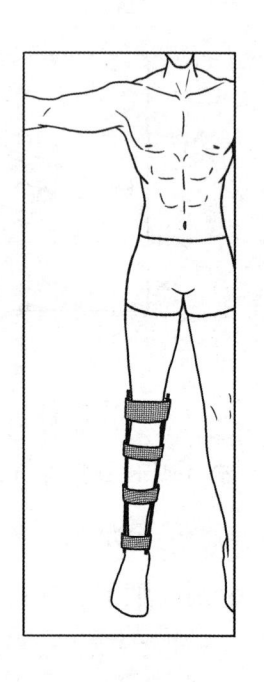

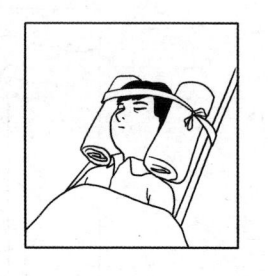

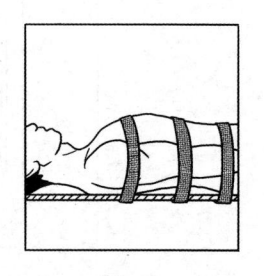

◆ **骨盆骨折：**其固定方法是将一条带状三角巾的中段放于腰骶部，绕髋前至小腹部打结固定，再用另一条带状三角巾中段放于小腹正中，绕髋后至腰骶部打结固定。

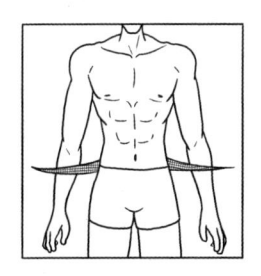

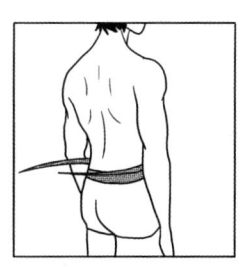

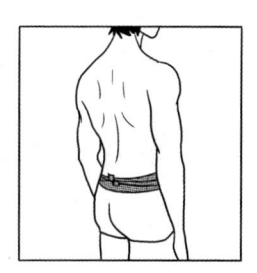

3. 骨折固定的急救要点

骨折的临时固定是对伤处加以稳定，使患者在运送过程中不因搬运、颠簸时断骨刺伤血管、神经，免遭额外损伤，减轻患者痛苦，其要点如下。

◆ 止血。要注意伤口和全身状况，如伤口出血，应先止血，后包扎固定。

◆ 加垫。为使固定妥帖稳当和防止突出部位的皮肤磨损，在骨突处要用棉花或布块等软物垫好，要使夹板等固定材料不直接接触皮肤。

◆ 不要乱动骨折的部位。为防止骨断端刺伤神经、血管，在固定时不应随意搬动；外露的断骨不能送回伤口内，以免造成感染。
- ◆ 固定、捆绑同包扎一样，要注意松紧度。
- ◆ 简单固定完成后，一定要迅速拨打急救电话或者送医院，做进一步的检查治疗。

四、搬运患者方法

1. 徒手搬运

（1）单人搬运

扶持法： 对于伤情较轻，尚能站立行走的患者，抢救者用右手从患者背部扶持其腰部，用左手牵住患者左手腕，勾住自己的颈部，让其身体微靠自己。

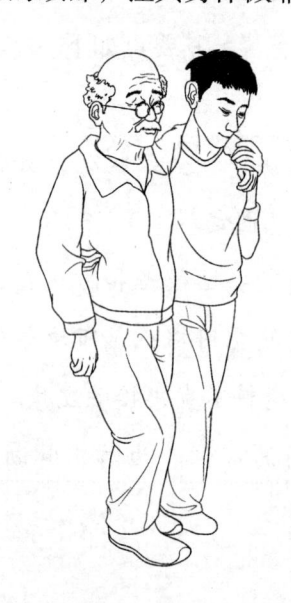

第二章　学会这些技能，紧急关头能救命

抱持法： 抢救者一手托大腿，一手托后背，将患者抱于自己胸前。患者若有知觉，可让其一手抱着抢救者的颈部。这种方法比较适合开放性气胸患者使用。

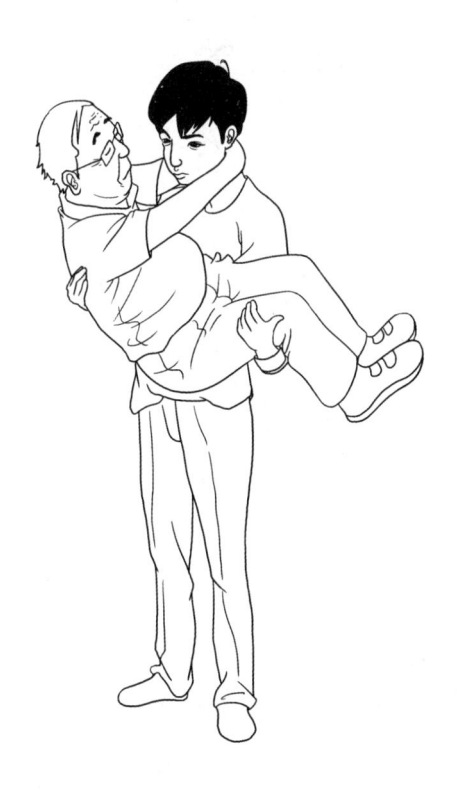

背负法： 抢救者将患者背于身后，用双手抱住大腿，令患者双手抱住自己颈部。

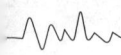

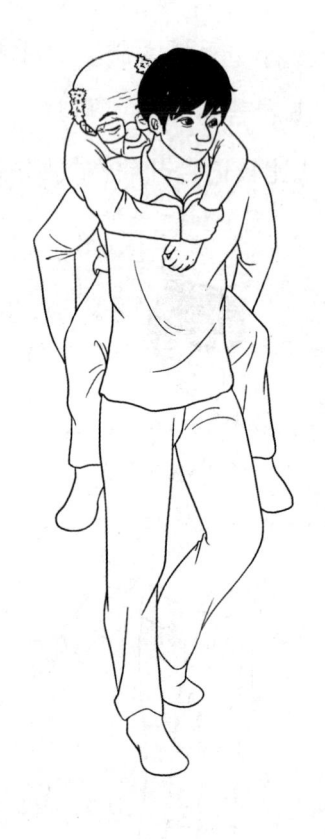

（2）双人搬运

拉车法：一个抢救者站在患者头部一方，两手插入腋下，抬起上身，一个站在两腿中间，抱起两腿。这是最常见也是最省力的一种双人搬运方式。

第二章　学会这些技能，紧急关头能救命

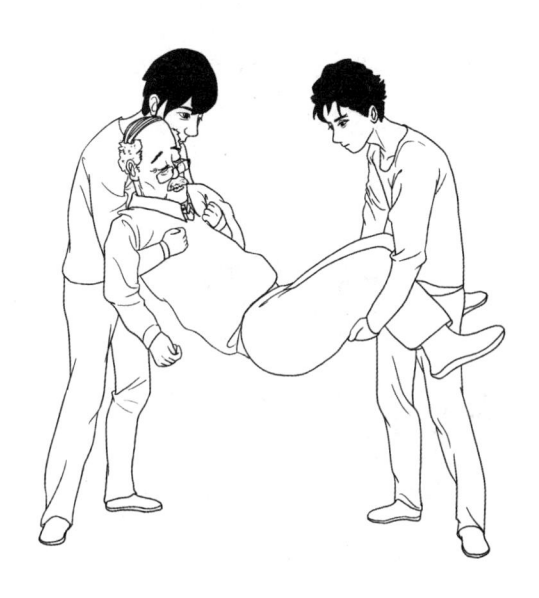

椅托法：两个抢救者以三只手交叉握住成椅面，第四只手作椅背托起患者。

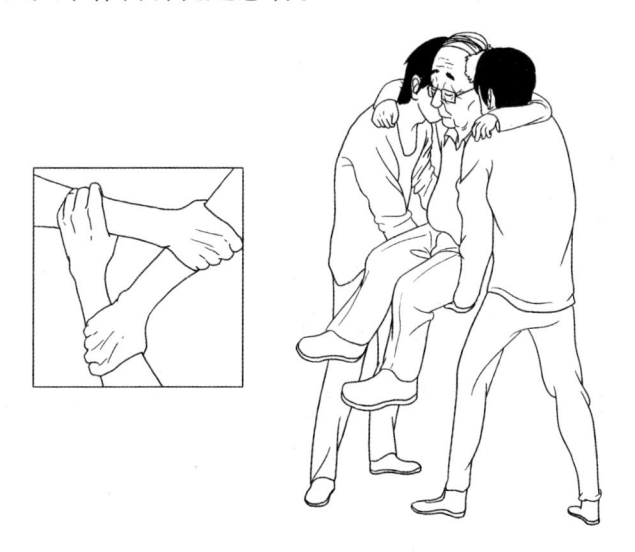

平抱法：一个抢救者一手托着后颈及外侧肩部，一手托着腰上部，抱起患者上半身，另一人一手托臀部，一手托膝盖，抱起患者下半身。

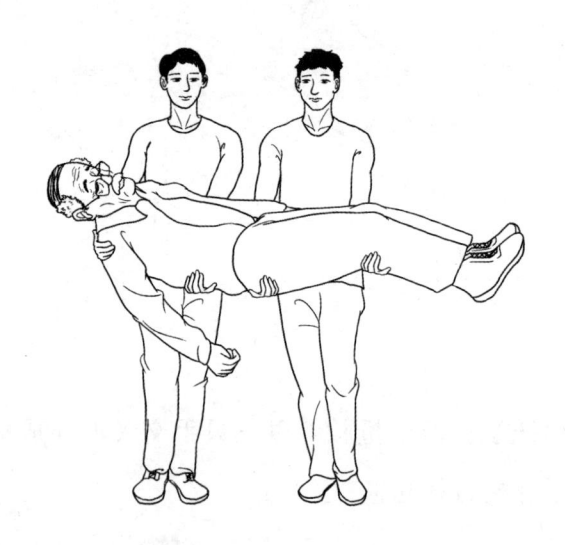

2. 担架搬运

利用制式担架，由2~3名救护人员将患者平稳地移上担架仰卧。如是骨折患者，需注意保护骨折部位，不要造成新的损伤。患者应脚部在前，头部在后，以便后面抬担架的人员随时观察患者的情况。

除此之外，对脊柱伤的患者，要注意用平板担架搬运，让患者采取仰卧位，搬运时要防止震动，上下担架时，应该采用两人或多人平抱法。

3. 就地取材

在没有担架，患者又不方便被徒手搬运的情况下，可以就地取材寻找简易的担架，如用椅子、门板、毯子、衣服、大衣、绳子、竹竿、梯子等代替。

第二节

海姆立克急救法

一、了解气道异物阻塞

气道异物阻塞是指异物会进入下呼吸道，导致剧烈咳嗽，但接下来会有一段或长或短的无症状期，这时很容易错过关键的急救时间，抢救不及时还有可能导致严重的并发症。因此，一旦老人出现气道异物阻塞，及时发现情况是采取抢救措施的必要前提。

此时可以询问："你被卡住了吗？"如老人点头表示"是的"，即立刻施行海姆立克急救法抢救。如无这一征象，你应观察以下征象：患者能不能说话或呼吸；是否有面、唇青紫；是否失去知觉。如果失去知觉要立即判断，是否符合心肺复苏的条件。

二、为什么老年人更易发生气道异物阻塞

老年人发生气道异物阻塞的原因主要有以下4点。

- ◆ 随着老年人牙齿脱落，他们的咀嚼、吞咽功能就会有所退化。
- ◆ 老人曾患一些疾病，如心脑血管疾病、食道疾病以及阿尔茨海默病，他们的咽喉部的感觉退化，协调功能减弱，吞咽反射能力降低，容易出现气道被阻塞的现象。
- ◆ 老年人为治疗某些慢性疾病，常服用某些药物，会使吞咽反射迟钝，如服用大剂量的高效价抗精神病药物会引起紧张综合征。
- ◆ 有些老人会因咳嗽、吞咽不慎将假牙或牙托误送入气道。

三、什么是海姆立克急救法

海姆立克法是由一位名叫海姆立克的外科医生发明

的。他在临床实践中发现大量被食物、异物窒息造成呼吸道梗阻致死的病例。为了减少这些不幸的发生，拯救更多的生命，他反复研究和进行动物实验，终于发明了利用肺部残留气体，形成气流冲出异物的急救方法。人们为了纪念他的医学成就，将这种方法称为海姆立克法。

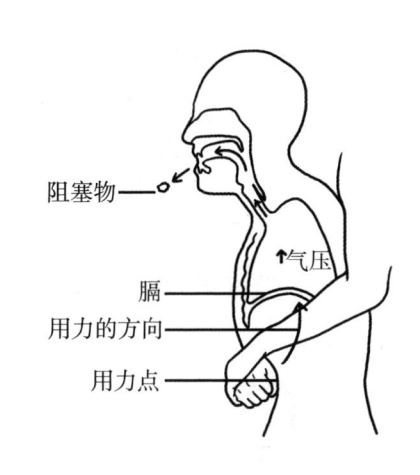

海姆立克急救法的原理是通过不断冲击人体上腹部，使膈肌瞬间抬高，从而使肺内压力骤然增高，形成"人工咳嗽"，肺内气流便将气道内的异物冲击出来，从而解除阻塞。

四、如何实施海姆立克急救法

1. 站立位的上腹部冲击法

◆ **适用对象：** 此方法适用于意识清楚的患者。
◆ **操作方法**

①患者取站立位，弯腰并头部向前倾，施救者站在

患者身后，一腿在前，插入患者两腿之间呈弓步，另一腿在后伸直，同时两臂环抱患者的腰腹部。施救者手握拳，拳眼置于患者脐上两横指的上腹部，另一只手固定拳头，并突然连续、快速、用力向患者上腹部的后上方冲击，直至气道内的异物排出。

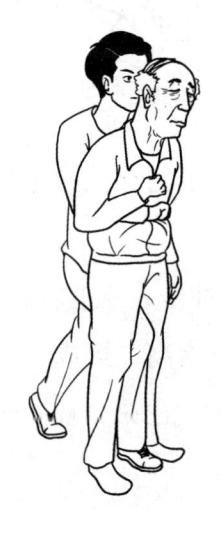

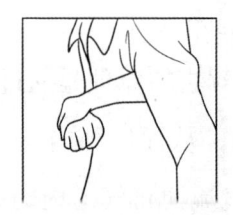

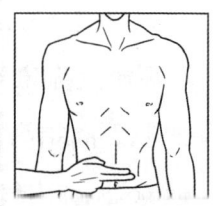

②如果患者在抢救的过程中丧失意识，应立即将其摆成平卧的复苏体位，使用心肺复苏术进行急救。

💡 **注意事项**

◆ 此法不适宜肥胖者、孕妇以及1岁以下的婴儿。
◆ 冲击的速度维持在每秒1次，并且要用力，方向向上。

2. 卧位的上腹部冲击法

- **适用对象**：此方法适用于意识丧失的患者。
- **操作方法**

①将患者摆放成平卧位，抢救者骑跨于患者大腿两侧。将一手掌根置于患者肚脐上两横指处，另一只手重叠于第一只手上，并突然连续、快速、用力向患者上腹部的后上方冲击。

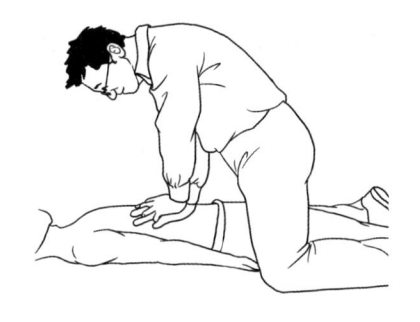

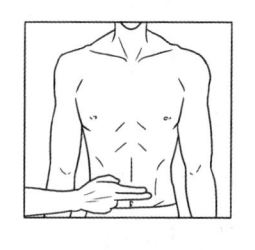

②每冲击5次后，检查一次患者口腔是否有异物。如果发现异物，立即将其取出。

注意事项

- 此法同样不适合肥胖者、孕妇和1岁以下的婴儿。

> 小贴士
>
> ◆ 对于肥胖者，尤其是腹部肥胖者，如果其肚脐上不容易用力，可改用胸部冲击法。胸部冲击法包括站立位和卧位两种。

3. 站立位的胸部冲击法

◆ **适用对象**：此方法适用于意识清楚的肥胖者。

◆ **操作方法**

①患者取站立位，头部向前倾，施救者站在患者身后，一腿在前，插入患者两腿之间呈弓步，另一腿在后伸直，同时两臂环抱患者的胸部。施救者一手握拳，拳眼置于患者两乳头连线中点，另一只手固定着头，并突然连续、快速、用力向患者胸部的后方冲击，直至气道内的异物排出。

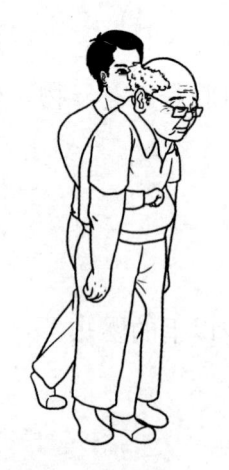

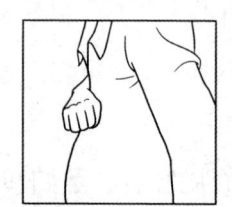

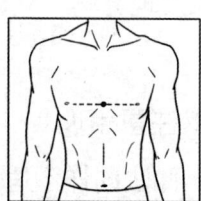

②如果患者在抢救的过程中丧失意识，应立即将其摆成平卧的复苏体位，使用心肺复苏术进行急救。

4. 卧位的胸部冲击法

- **适用对象：** 此方法适用于意识丧失的肥胖者。
- **操作方法**

①将患者摆成平卧位，抢救者跪在患者身体侧。将一手掌根部放在患者两乳头连线中点的部位，另一只手重叠其上，双手十指交叉相扣，并连续、快速、用力垂直向下冲击。

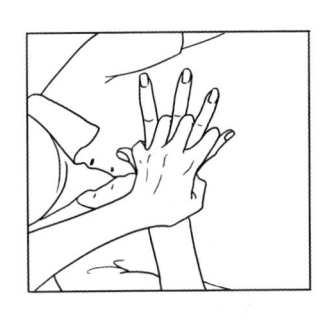

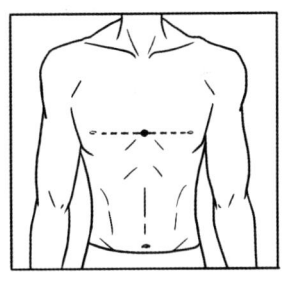

②每冲击5次后，检查一次患者口腔是否有异物。如果发现异物，立即将其取出。

五、身边没人时，老年人如何自救

老年人发生不完全性气道异物阻塞时，并不会立即丧失意识，如果身边没有可寻求帮助的人，这时一定要趁自己意识尚清醒时（2～3分钟内）迅速进行自救。

◆ **操作方法**

保持站立姿势，找一个适当高度的硬质椅子，站到椅背处。头部后仰，使气道变直，然后将上腹正中抵在椅背顶端，双手扶住椅子，用身体的重量迅速、用力、连续往下按压、冲击，直到异物排出。

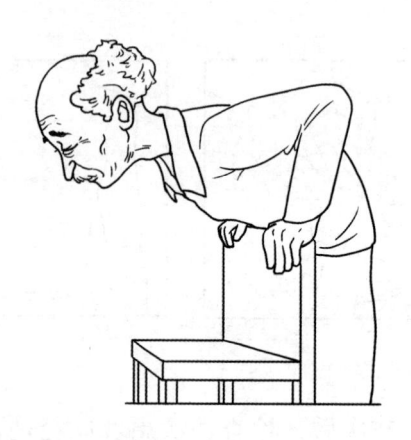

💡 **注意事项**

◆ 如果一时找不到硬质椅子，用桌子边缘、窗台边缘，或者任何凸起的柱状硬物都可以。

第三节

急救黄金6分钟——心肺复苏术

一、实施前，需要准备什么

心肺复苏术是心跳、呼吸骤停和意识丧失等意外情况发生时常用的一种急救方法，通过胸外心脏按压和口对口吹气使猝死的患者恢复心跳和呼吸。实施前需要做到以下几点。

1. 评估患者的意识

轻拍患者双肩、在双耳边呼唤（禁止摇动患者头部，防止损伤颈椎）。判定患者是不是猝死，包括突然神志丧失、颈动脉搏动消失、自主呼吸停止、双侧瞳孔散大等。如果清醒（对呼唤有反应、对痛刺激有反应），要继续观察，如果没有反应则为昏迷，进行下一个流程。

2. 调整患者的体位

将患者平卧在平地或硬板上，头上不垫枕头及其他物品，如果患者躺在松软的床上，背部要垫上木板，这是心肺复苏术的正确体位，当患者有外伤（如骨折等）时，要小心搬动，以免加重伤情。保持患者气道通畅，可用仰头抬颏/颌法使患者的口腔、咽喉轴呈一条直线，防止舌根、会厌阻塞气道口。

3. 及时拨打急救电话

如果周围有人则可大声呼救，让其帮忙拨打急救电话，自己负责急救。

二、心肺复苏术的实施过程

1. 口对口人工呼吸

放在前额的手拇指和食指掐紧鼻孔，将口包住患者的口，吸气，然后吹2次气，吹气时不要用力过猛。吹气后，患者胸部有起伏说明人工呼吸有效。

2. 胸外心脏按压

按压部位：胸部正中，胸骨中下1/3处，相当于男性两乳头连线与胸骨中线交点处，一手掌根压在按压区上，两手掌根重叠十指交扣，手指尽量翘起，身体前倾，肩、肘、腕位于同一轴线上，与患者胸部平面保持垂直。按

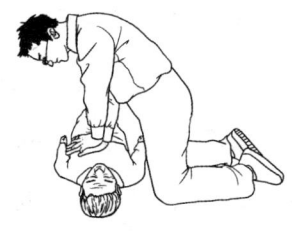

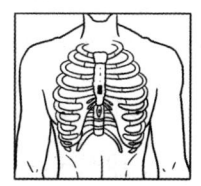

压时，救护者双臂伸直，肘部不可弯曲，利用上半身重量垂直向下按压。按压深度5~6厘米，频率100~120次/分。

三、实施时要注意什么

- ◆ 胸外心脏按压要不间断进行。
- ◆ 垂直用力向下，不要左右摆动。
- ◆ 向下按压和放松时间均等。
- ◆ 放松时手掌也不要离开胸壁。
- ◆ 具体实施时如果只有自己，胸外按压与人工呼吸的比例是30∶2，即给予患者30次胸外按压后，给予2次人工通气。周而复始，直至有人接替为止。若是双人进行心肺复苏，则按照15∶2的比例进行心肺复苏，即每按压15次做2次通气。吹气的时候，停止按压。胸外心脏按压时不要吹气，两者可轮换进行。直至专业急救人员赶到为止。

> ◆ 进行心肺复苏术后，患者瞳孔由大变小，对外界反应恢复，脑组织功能开始恢复（如患者挣扎、肌张力增强、有吞咽动作等），能自主呼吸，心跳恢复，发绀消退等，可认为心肺复苏成功。如果经过约30分钟的心肺复苏术抢救，患者还是没有出现以上反应，预示心肺复苏失败。

如果有脉搏，收缩压保持在60毫米汞柱以上，瞳孔处于收缩状态，则应继续进行心肺复苏抢救。如患者深度意识不清，缺乏自主呼吸，瞳孔散大固定，则一般表明为脑死亡。心肺复苏持续1小时之后，心电活动不恢复，表示心脏死亡。患者出现尸斑时，可放弃心肺复苏抢救。

第四节

其他常用急救操作技术

一、怎样用乙醇擦浴

乙醇擦浴是一种用于给高热患者降温的方法。具体内容是将75%的乙醇（或叫消毒酒精）兑温开水（32~34℃）至体积分数为25%~35%的乙醇进行身体擦浴降温，同时将冰袋或冰水浸过的毛巾置于额头部（以助降温，预防擦浴时全身血管收缩，脑部充血引起头痛），热水袋放足底使患者舒适。

◆ **操作方法**

使用32~34℃、25%~35%乙醇100~200毫升以离心方向擦拭四肢及背部，其擦拭顺序如下。

上肢：颈外侧→上肢外侧→手背；侧胸→腋窝→上肢内侧→手掌；同法擦拭另一侧上肢。

背腰部：患者侧卧，擦拭3分钟。

下肢：髂骨→下肢外侧→足背；腹股沟→下肢内侧→内踝；股下→腘窝→足跟。同法擦拭另一侧，每个肢体擦拭3分钟。同法擦拭另一侧。

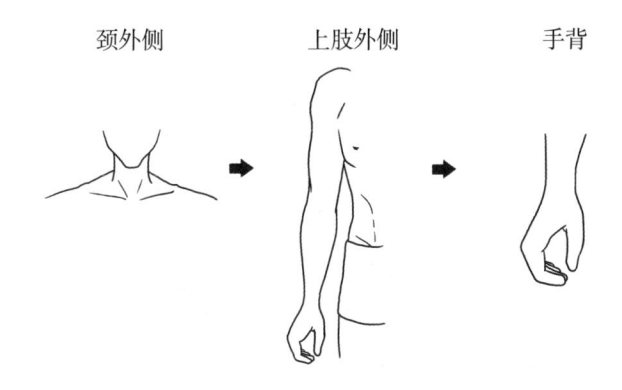

颈外侧　　　上肢外侧　　　手背

上肢内侧 ← 腋窝
侧胸

髂骨 → 下肢外侧 → 足背

腹股沟 → 下肢内侧 → 内踝

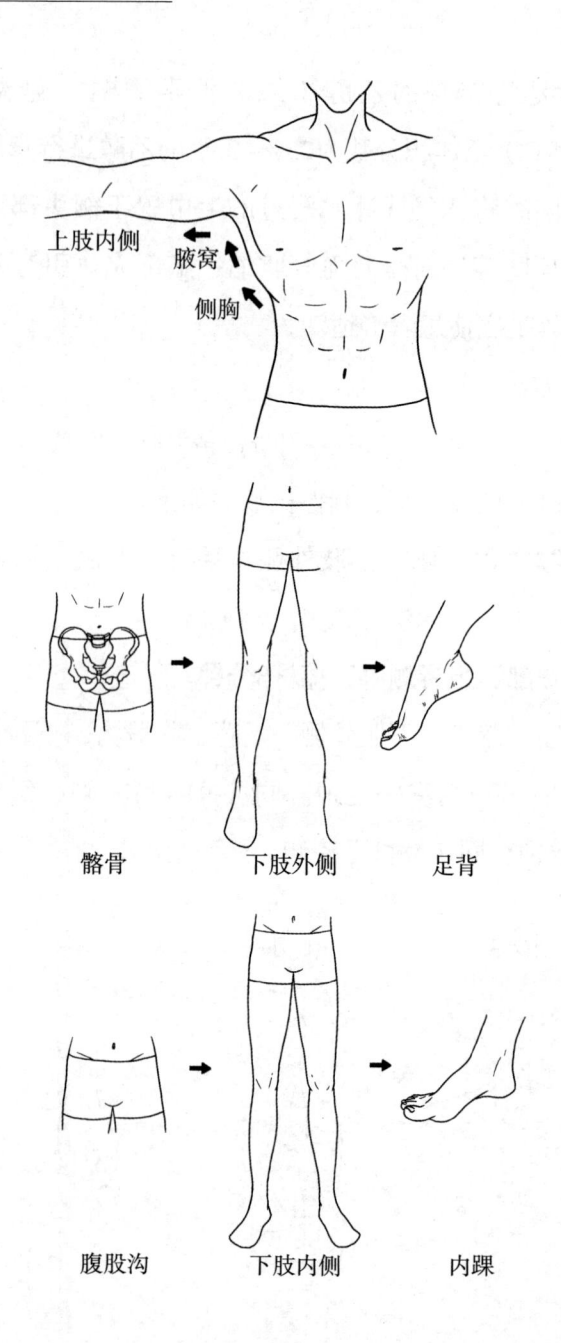

股下　　　　　腘窝　　　　　足跟

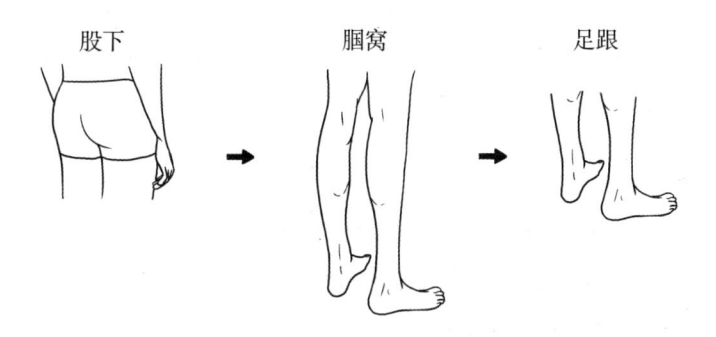

💡 注意事项

- 腋窝、肘窝、手心、腹股沟、腘窝等血管丰富的地方，需稍用力并延长擦拭时间，促进散热。
- 禁忌擦拭心前区（可引起心率慢或心律失常）、腹部（可引起腹泻）、后颈部、足心部位（可引起一过性冠状动脉收缩），以免引起不良反应。
- 全身擦浴时间不宜超过20分钟。

二、怎样进行冷敷

冷敷适用于软组织的急性损伤，如肌肉拉伤、扭伤等。损伤多因用力过猛、准备活动不充分等造成，伤后最明显的症状是局部肿痛，多伴随不同程度的出血。此时进行冷敷，可以促使局部血管收缩，限制出血和体液渗出，同时减慢神经传导速度、减轻肌肉痉挛及疼痛感，具有消炎、降低体温的作用。

◆ **操作方法**

①把毛巾或敷布在冷水或冰水内浸湿，拧干敷在患处，最好用两块布交替使用。如果用来降低体温，则可用毛巾或纱布包上冰块，放在四肢、背部、腋窝、肘窝、腘窝和腹股沟等处，冷敷完后用毛巾擦干。

②用冰袋、凝胶袋等冷敷患部。在急性损伤后的几小时内，每小时敷1次，每次15～20分钟，随后每日2次即可。

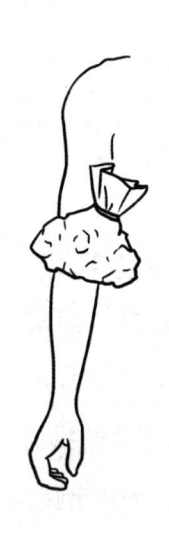

注意事项

◆ 冷敷时，要注意观察局部皮肤颜色，出现发紫、麻木时要立即停用。冷敷时间不宜过长，以免影响血液循环，引起反射性血管扩张和出血等。

◆ 老、幼、衰弱患者，不宜做全身冷敷。

◆ 冷敷时，时间一长，毛巾或敷布等会变热，失去治疗作用，因此要经常更换。

- 挫伤、肌肉撕裂伤、内出血等时,开始用冷敷,2~3天后进入恢复期时,为了促进血液循环,将冷敷改为热敷。
- 对热敷和冷敷这两种湿敷法,要根据病情不同而有选择地使用,更要记住不同情况的处理原则。

第三章

老年人常见急重症的急救

不少老年人身体不适时,习惯了"忍一忍""歇一歇""等天亮再说",很容易错过关键的急救时间,延误救治时机,抢救不及时还有可能导致严重的并发症,甚至造成不可挽回的后果。老年人一定要了解自己身体潜在的风险,一旦出现说话不利索、严重胸痛、头痛、呼吸困难、一侧肢体活动受限等症状,要在第一时间服用急救药物或是采用有效办法求救。

心绞痛

心绞痛是指心肌氧的消耗与氧供应之间暂时不平衡所引起的发作性胸痛综合征。在欧美国家，其发病率和死亡率均居首位，在我国也常见，尤其是老年人。典型的心绞痛者，发作时在胸骨后或左前胸感到阵发性绞痛或闷痛，可向左肩放射性疼痛，引起背痛。

正确急救措施

1. 让患者停止活动，立即休息，速用硝酸甘油片舌下含化，1~2分钟可见效。如10分钟仍不见效，可在舌下含化硝酸异山梨酯1~2片，2~3分钟后可缓解。

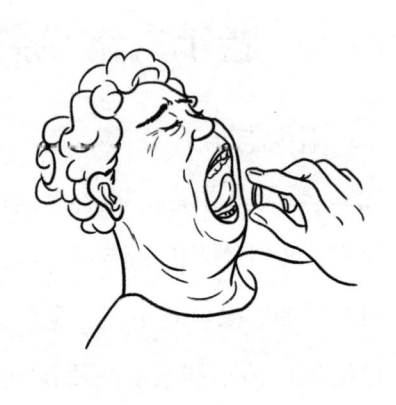

2. 心绞痛发作处理无效时，或患者出现血压低、面色苍白、全身出汗、烦躁不安、心前区剧烈疼痛时，应想到有发生心肌梗死的可能，这时应按心肌梗死处理。

第三章　老年人常见急重症的急救

3 家人应让患者立即取平卧位，不要搬动患者。家中如有氧气袋，应马上给予鼻导管吸氧。

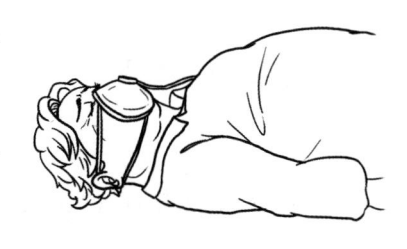

4 速与急救中心联系，急救车到来后应平抬患者，千万不要让患者自己走上救护车。

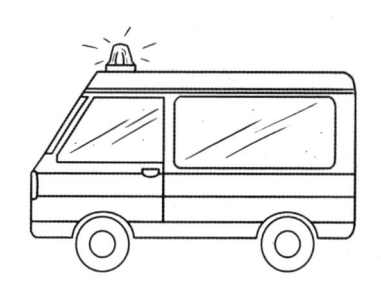

注意事项

- 心绞痛发作停止后，为防止复发，应到医院进一步检查，或持续服用长效血管扩张剂，如硝酸甘油1~2片，每日3次，或服用硝酸异山梨酯1~2片，每日3次。
- 病发后一定要及时定点定时治疗，以免延误治疗时机。
- 不去非法挂牌诊所接受一次性治疗。

急性心肌梗死

急性心肌梗死属于急性冠状动脉综合征，心肌梗死是冠状动脉急性、持续性缺血缺氧所引起的心肌坏死。急性心肌梗死的症状与稳定型心绞痛十分相似，突然发生剧烈而持久的胸骨后或心前区压榨性疼痛（少数患者没有疼痛或疼痛位于上腹部），疼痛严重程度和持续时间增加，可达数十分钟，发作时可出现出汗、恶心、呕吐、腹胀、发热、低血压、心悸或呼吸困难、休克等症状。

正确急救措施

1 持续呼叫患者的名字，让他保持清醒，绝对不可以昏迷过去，给患者选择一个令他感觉舒服的体位。

2 如果常备有氧气，赶快让患者吸氧，每分钟3~5升。

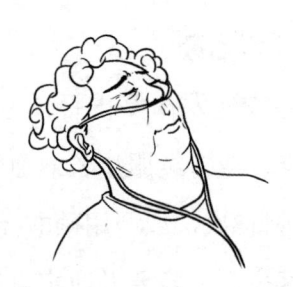

第三章　老年人常见急重症的急救

3 放1片硝酸甘油在患者舌下，10分钟后可重复使用，最多用3片。根据情况嚼服阿司匹林100～300毫克。

---

4 家属和周围人员保持镇静，立即拨打"120"，并说明疾病症状。随时做好心肺复苏的准备。

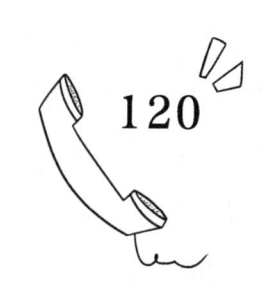

💡 注意事项

◆ 在急救过程中，警惕以下情况以防患者再次发生心肌梗死。

① 冠状动脉病变严重，特别是冠状动脉的3个主要分支均有病变者。

② 患者发生心肌梗死后，仍有严重的心绞痛者。

③ 吸烟，阳性家族史，患有糖尿病、高血压、高脂血症未能很好控制者。

④ 发生心肌梗死后，6个月内进行手术、麻醉者。

◆ 心肌梗死发生后，家人不恰当地搬动患者，采取不恰当的措施，有可能导致梗死面积进一步加大，进而导致猝死发生。

支气管哮喘急性发作

支气管哮喘为"气喘",是一种常见病,其源于支气管平滑肌收缩、痰液积滞和呼吸道黏膜水肿,把气道阻塞了,使空气进出受阻,尤其在呼气时更重,出现吸气困难、胸闷、憋气、咳嗽,常伴随有喘鸣音。支气管哮喘多以支气管平滑肌痉挛为主,来去较快,多由过敏引起。

正确急救措施

1 立即去除过敏原及诱因,拨打"120"急救电话。

2 立即协助患者坐位或半卧位休息,保持呼吸道通畅。开导患者,帮助患者消除恐惧心理和焦虑情绪。

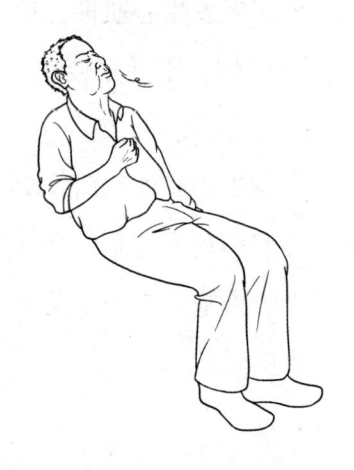

第三章　老年人常见急重症的急救

3 家中如有制氧机则立即予患者吸氧，氧流量为2~3升/分。

4 立即吸入支气管舒张剂，哮喘患者家中应常备有支气管舒张剂，如沙丁胺醇气雾剂，在急性发作时立即吸入，每次1~2喷，可5分钟内快速起效，药效持续4~6小时，最大剂量为每日给药4次，每次2揿，如症状缓解不明显，可联合使用布地奈德福莫特罗粉吸入剂，每次1揿。

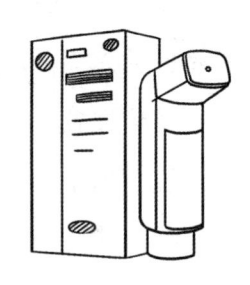

💡 注意事项

- 应给予低盐、高蛋白、高维生素含量等的高营养清淡饮食，减少过敏性食物的摄入，如鱼、虾等，多饮水。
- 心功能不全、高血压、糖尿病、甲亢患者及孕妇慎用沙丁胺醇气雾剂。
- 病情较轻者可于10分钟内恢复正常呼吸，但需要及时向其主治医师报告。

自发性气胸

自发性气胸是因肺部疾病使肺组织和脏层胸膜破裂，或靠近肺表面的细微气肿泡破裂，肺和支气管内气体逸入胸膜腔导致的气胸。主要表现有呼吸困难和胸痛，疼痛部位不固定，也会偶尔出现刺激性咳嗽。气胸合并血气胸时，会造成出血量多，患者感到心悸、血压低、四肢发凉等。

正确急救措施

1 立即让患者取半坐卧位，不要过多移动，少讲话，减少肺部活动，以利于破裂口的愈合和气体吸收。家里有氧气装置的应给患者吸氧。

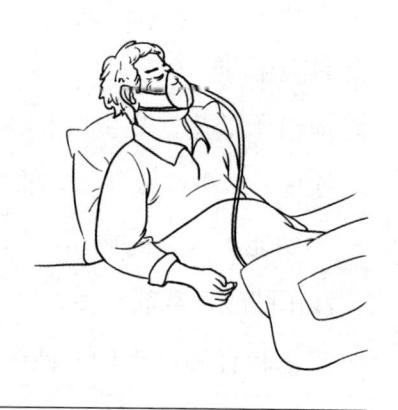

2 有支气管痉挛者要使用支气管扩张剂。

第三章　老年人常见急重症的急救

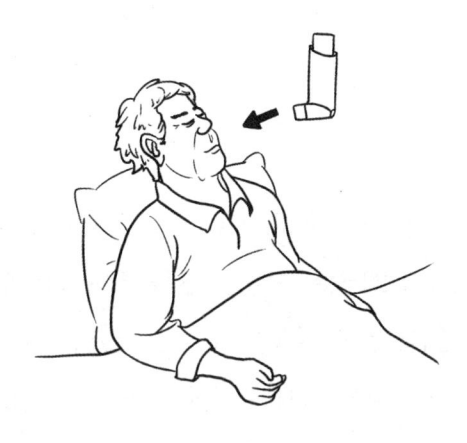

3 保持镇静,立即拨打"120",并说明疾病症状,有利于进一步对症处理。

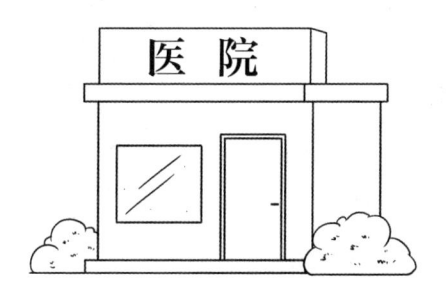

注意事项

- 患者日常生活中应避免剧烈咳嗽、喷嚏、屏气或高喊、大笑、举手欢呼、抬举重物等用力过度的行为。
- 气胸易反复发作,应积极治疗原发病。

咯血

咯血是指喉头以下的气管、支气管和肺实质出血，经气道咳嗽而出的现象。咯血不仅可由呼吸系统疾病引起，也可由循环系统疾病、外伤以及其他系统疾病或全身性因素引起。咯血常伴有咳嗽、咳痰。咳出的血为鲜红色，常混有泡沫及痰，量一般也不多。若每次的出血量超过300毫升，或24小时出血量大于500～600毫升的咯血称为大咯血，出现并发症后还会有休克、呼吸衰竭等症状。

正确急救措施

1. 让患者平卧（头偏向一侧，以免引起窒息）或侧卧（患侧朝下）休息，鼓励其咳出血液。安慰患者，消除其紧张和焦虑情绪。

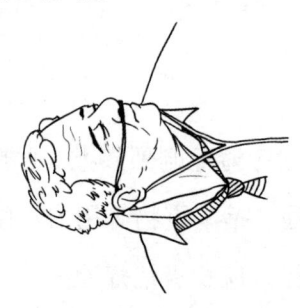

第三章　老年人常见急重症的急救

2 给予患者易消化的流食或半流食，使其保持大便通畅，避免排便用力再次引发咯血。

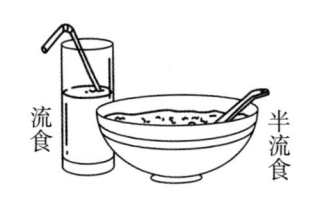

3 适当给予镇静药物，如口服地西泮2.5~5.0毫克，每日3次。大咯血时一般不用镇咳药物。

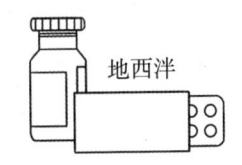

4 用止血药物，如云南白药粉0.3~0.6克/次，每日3次，或口服安络血片剂2.5毫克/次，每日3次。无法止血者应迅速送医。

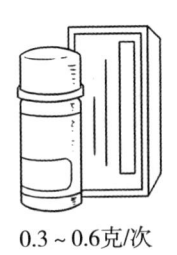

💡 注意事项

- 家属应密切观察患者的面色和脉搏。虽然患者已停止咯血，但如果脉搏每分钟超过120次，还应考虑有内部出血。
- 患者应卧床休息，如采用平卧姿势，宜用低枕，可适当垫高脚部。用冷毛巾、冰袋进行局部冷敷。

急性胰腺炎

急性胰腺炎是多种病因导致胰酶在胰腺内被激活后引起胰腺组织自身消化、水肿、出血甚至坏死的炎症反应。临床特点以急性上腹痛、恶心、呕吐、发热和血胰淀粉酶增高等为主。

正确急救措施

1 立即拨打"120"急救电话。

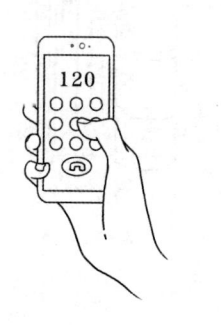

2 协助患者取半卧位,以减轻头痛。

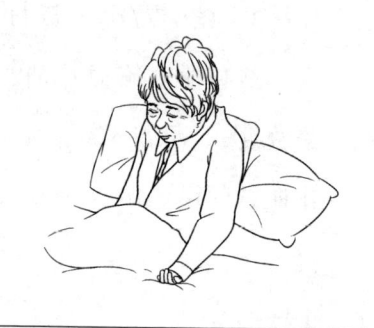

3 由于发病突然,病情重,患者易产生恐惧、紧张的心理,应多与患者沟通,安慰患者,消除患者紧张、恐惧心理,树立战胜疾病的信心。关心和鼓励患者,增强治疗信心。

4 禁食、禁水，家属要耐心地给患者做好思想工作，说明禁食、禁水对治疗疾病的重要性。

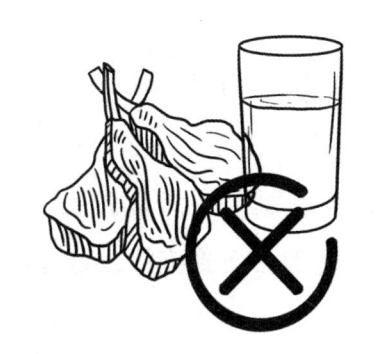

注意事项

- 日常生活中，患者应了解饮食与本病的关系，养成规律进食的习惯，戒烟、限酒，避免高脂肪饮食及暴饮暴食，预防复发。
- 注意有无腹部疼痛等不适，不适时及时就诊。
- 保持良好的心情，避免举重物和过度劳累，以利于疾病的康复。

突发性高血压

高血压是一个渐进性，由复杂和相互关联着的病因引起的心血管症状，是心血管病中最常见的疾患。早期症状常在持续血压升高前就有表现，因此高血压不能仅以离散的血压升高来判断，其最终损害的是靶器官（心、肾、脑血管和其他器官），从而导致过早的病态和死亡。

正确急救措施

1. 高血压患者发病时，会伴有脑血管意外，除头痛、呕吐外，甚至意识障碍或肢体瘫痪，此时要让患者平卧，头偏向一侧，以免剧烈呕吐时将呕吐物吸入气道，并迅速拨打"120"。

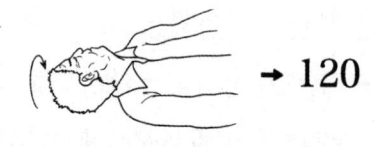

2. 患者突然心悸气短，呈端坐呼吸状态，口唇发绀，肢体活动失灵，伴咯粉红色泡沫样痰时，要考虑有急性左心衰竭，应让患者双腿下垂，采取坐位，如备有氧气袋，应及时吸入氧气。

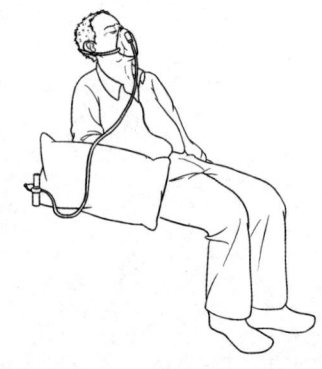

第三章　老年人常见急重症的急救

3 患者在劳累或兴奋后，发生心绞痛，甚至心肌梗死或急性心力衰竭，心前区疼痛、胸闷，并延伸至颈部、左肩背或上肢，面色苍白、出冷汗，此时应叫患者安静休息，服1片硝酸甘油，并吸入氧气。

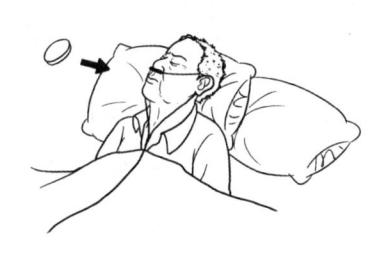

4 血压突然升高，伴有恶心、呕吐、剧烈头痛、心慌、尿频甚至视线模糊，即已出现高血压脑病。家人要安慰患者别紧张，卧床休息，并及时服用降压药，还可另服利尿剂、镇静剂等。

💡 注意事项

◆ 要养成良好的生活习惯，健康膳食、规律作息。

◆ 要劳逸结合，每天有规律的运动。

◆ 要学会放松，对工作、对生活保持良好心态。

◆ 要定时体检，确诊为高血压的应在医生指导下治疗，即使是"临界高血压"，也应采取积极的防治措施。

低血压

低血压是指体循环动脉压力低于正常的状态。一般认为成年人上肢动脉血压低于90/60毫米汞柱即为低血压。该病患者常会觉得头晕、四肢无力，整天都感觉疲倦，记忆力减退，眼冒金星，头痛，胸闷，心悸，老年人甚至会因此而发生低血压，导致缺血性脑卒中或心肌梗死。还有些患者会出现蹲下去再站起来时，眼前发黑、脸色苍白、冒冷汗，甚至昏倒的症状，这叫直立性低血压，主要是因为突然站立导致血压迅速下降造成的。

正确急救措施

1. 低血压与供血有关，所以体位的调整很重要，尤其是发生体位性低血压时应立即使患者平卧，并按摩四肢肌肉。注意观察脉搏变化，通常数分钟后血压即可恢复。

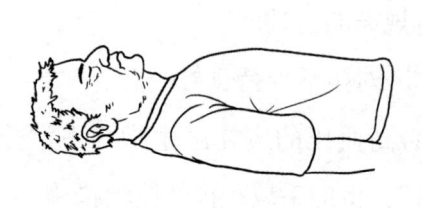

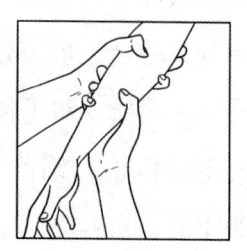

第三章 老年人常见急重症的急救

2 一旦发生晕厥，应立即将患者置于平卧位，松解衣服，或取头低脚高位，避免改变体位和搬动，一般平卧位休息，血压即可回升。

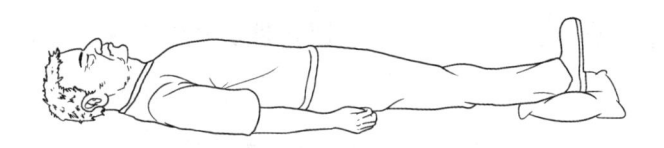

3 若病情不能好转，应及时寻求医疗救护，如拨打"120"急救电话。

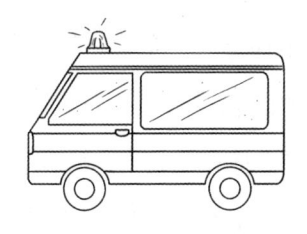

💡 **注意事项**

◆ 老年人早上起床时，应缓慢地改变体位，防止血压突然下降。起立时也不能太突然或太快，要转身缓缓而起，肢体屈伸动作都要尽量放慢。

◆ 不要在闷热或缺氧的环境中站立过久，以减少发病。

◆ 有些药物有可能引起低血压，应立即停药，或是与开药的医师讨论如何避免低血压的再度发生。

短暂性脑缺血发作

短暂性脑缺血是由于多种原因引起颈内动脉、椎动脉一过性缺血，以反复发作的短暂性失语、瘫痪或感觉障碍为特点，每次发作持续数分钟，通常在60分钟内完全恢复。如果反复发作，也可能是脑血栓形成的前兆，应提高警惕。引起短暂性脑缺血发作的病因很多，如动脉粥样硬化、高血压、高脂血症、颈椎病、心脏病等。此病临床表现为发病突然，常为眼前一过性黑矇、雾视、视野中有黑点、眼前有阴影摇晃，光线减少或一侧面部或肢体出现无力、麻木，有时也会表现出眩晕、头晕、偏头痛、跌倒发作、共济失调、复视、偏盲或双侧视力丧失等症状。

正确急救措施

1. 发作期间患者绝对卧床休息，保持环境安静，避免刺激，稳定情绪。

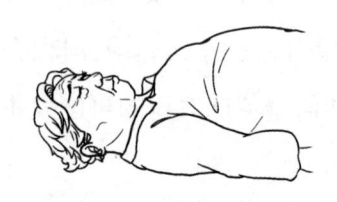

2 给患者适当补充营养和水分，应给予易消化吸收的流质、半流质食物。

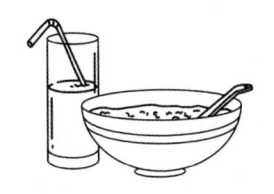

3 发作后2~3天内均卧床休息，家人注意照顾患者起居，大小便应有人搀扶或在床上大小便。

4 发作间歇期应积极治疗高血压、骨质增生等原发疾病，患者加强锻炼，保持良好心态。

注意事项

- 患者如果发生一侧肢体麻木、无力、言语含糊，甚至走路不稳，高度提示神经系统有问题，需要立即就诊。
- 患者如果短暂性脑缺血频繁发作，这是急诊入院的标准，以免发生脑梗死。
- 改善生活方式，低盐低脂肪饮食，避免劳累紧张、压力大、睡眠不足等，稳定情绪，控制合适血压、血脂、血糖，以免反复发作，引起严重后果。

急性脑梗死

急性脑梗死是指脑供血突然中断后导致的脑组织坏死。通常主要是由于供应脑部血液的动脉出现粥样硬化和血栓形成，使管腔狭窄甚至闭塞，导致局灶性急性脑供血不足而发病；也有因异常物体（固体、液体、气体）沿血液循环进入脑动脉或供应脑血液循环的颈部动脉，造成血流阻断或血流量骤减而产生相应支配区域的脑组织软化、坏死。其临床表现症状是猝然昏倒、不省人事或突然发生口眼㖞斜、半身不遂、语言不清和智力障碍。

正确急救措施

1. 使患者保持呼吸通畅，将患者平卧，头偏向一侧，避免摇晃其头部。立即解开领口纽扣、领带、裤带，如有假牙应取出。如患者口鼻中有呕吐物，应设法抠出。

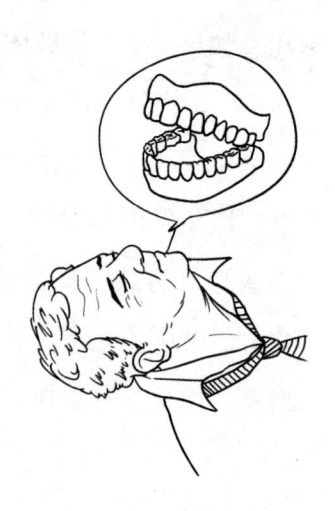

第三章 老年人常见急重症的急救

2 可用手电筒照看双眼瞳孔，观察是否等大等圆。测量血压，血压≤220/120毫米汞柱即可，不轻易降压。

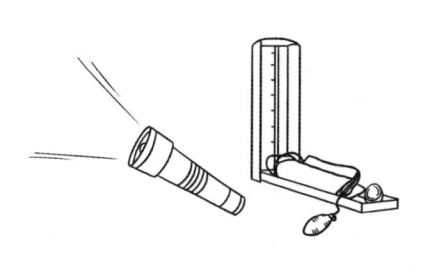

3 如果家中有制氧机，可以吸氧。

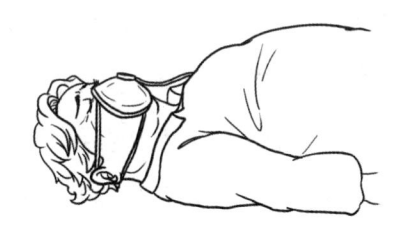

4 拨打"120"急救电话，迅速将患者送入医院，经CT检查确诊后，再由医生决定治疗方案。

💡 注意事项

◆ 在没有医生明确诊断之前，不要擅自做主给患者服用任何药物或喂水（包括降压药、安宫牛黄丸等）。因为给脑梗死患者喂药或喂水易发生误吸，导致吸入性肺炎，甚至窒息死亡。

◆ 即使患者口角㖞斜、言语不利、肢体麻木、乏力等症状暂时消失，也应该到医院接受相关检查。

脑出血

　　脑出血在临床上一般特指各种非外伤性原因引起颅内动脉、静脉或毛细血管损伤，导致破裂出血。其临床表现为起病突然，起病前多无明显先兆或预感。在情绪激动、用力排便等状态下容易发病，患者突发一侧肢体麻木、无力或瘫痪，意识模糊或丧失，往往会出现毫无防备地跌倒或手中物品突然掉地。严重者可出现全身大汗淋漓、体温升高、血压急剧升高、呼吸紊乱等，常伴有口角㖞斜、语言模糊、流口水、头疼、呕吐、大小便失禁等表现。

正确急救措施

1. 将患者就地平卧，头部略微抬高15~30度，头偏向一侧。并及时松解患者衣领，将手指伸进口腔内清除呕吐物，注意不要被咬伤。若患者昏迷并出现强烈鼾声，则说明舌根后坠堵塞气道，尽快掏净口腔并进行人工呼吸。

第三章 老年人常见急重症的急救

2 如果患者清醒，尽量安慰使其情绪平稳，切勿躁动。有大小便失禁者，及时为患者处理干净并垫上卫生纸等。

---

3 尽快拨打"120"急救电话，减少搬动。送医时切忌震动患者头部，宜平卧，头后仰并偏向一侧。

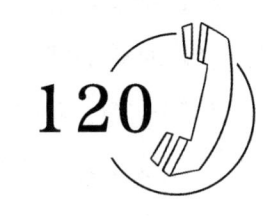

💡 注意事项

◆ 保持室内空气流通，注意保暖。

◆ 患者有假牙者要及时取出假牙。

◆ 患者如有抽搐时，迅速清除患者周围有危险的东西；用手帕缠在筷子上放入患者上下齿之间，以防舌头被咬伤。无筷子时也可用手帕卷着食指，伸进口腔。

休克

休克是指由于多种原因造成的人体组织未能够获得足够的血液供应，细胞无法获得支援生命的必需养分而导致循环衰竭的状态。主要表现为面色苍白、四肢发凉、全身软弱无力，伴有大汗、烦躁不安、意识模糊、血压降低、脉搏细弱、心跳加快、呼吸急促、尿少或无尿等症状。

正确急救措施

1. 将患者平卧，可以将双下肢略抬高，以利于静脉血回流，保证相对较多的脑供血。如有呼吸困难可将头部和躯干抬高一点，以利于呼吸。

2. 确保气道畅通，防止发生窒息。可把患者颈部垫高、下颌托起，使头部后仰，同时解开衣扣，将头偏向一侧，以防止呕吐物吸入气道。

3. 休克患者体温降低，怕冷，应注意为患者保暖，盖好被子。但感染性休克常伴有高热，应给予降温，可在颈、腹股沟等处放置冰袋，或用酒精擦浴。

第三章 老年人常见急重症的急救

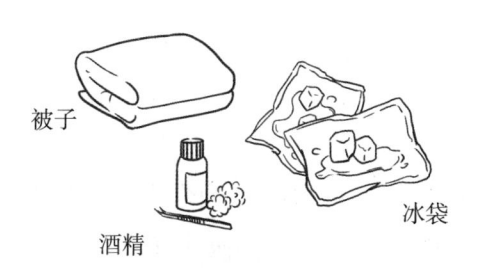

被子　酒精　冰袋

4. 保持周围环境畅通和安静，如有条件可给患者吸氧，并及时拨打"120"急救电话。如为出血性休克，应立即采取有效的止血措施。

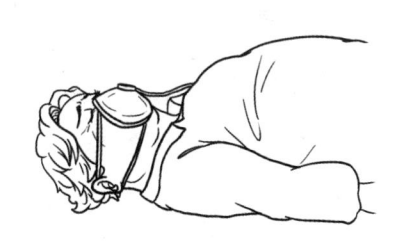

💡 注意事项

- 急救过程中，需密切关注患者的呼吸、脉搏、血压、尿量等情况，如呼吸停止应立即使用心肺复苏术进行抢救。
- 如患者感到口渴，可用水湿润嘴唇及口腔，不要经口进食，以防止误入呼吸道而引起窒息。

昏迷

　　昏迷是完全意识丧失的一种类型,是临床上的危重症。昏迷的发生,提示患者的脑皮质功能发生严重障碍。主要表现为完全意识丧失,随意运动消失,对外界刺激的反应迟钝或丧失,但患者还有呼吸和心跳。

正确急救措施

1. 保持安静,绝对卧床。切勿让患者枕高枕,同时避免不必要的搬动,尤其要避免头部震动。

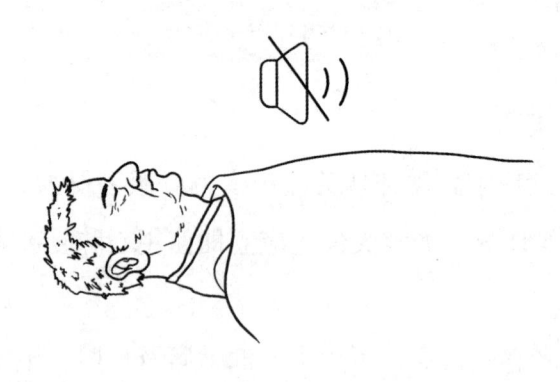

2 将患者摆成"稳定侧卧位",确保气道通畅。如患者口腔中有呕吐物、分泌物,需及时清理。如患者有活动假牙,应立即取出。

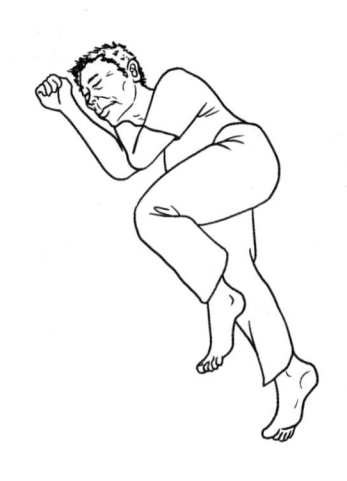

3 注意保暖,为患者盖好被子,防止受凉。

4 及时拨打"120"急救电话。

💡 **注意事项**
◆ 密切观察患者的心脏功能和呼吸,一旦发生心脏骤停或呼吸停止,立即进行心肺复苏。
◆ 严禁给昏迷患者喂水、喂药。

低血糖

低血糖是指成年人空腹血糖浓度低于2.8毫摩尔/升。糖尿病患者血糖值低于3.9毫摩尔/升即可诊断低血糖。低血糖症是一组多种病因引起的以静脉血浆葡萄糖（简称血糖）浓度过低，临床上以交感神经兴奋和脑细胞缺氧为主要特点的综合征。低血糖的症状通常表现为出汗、饥饿、心慌、颤抖、面色苍白等，严重者还可出现精神不集中、躁动、易怒甚至昏迷等。

正确急救措施

1 协助患病老人坐下或者躺下休息。

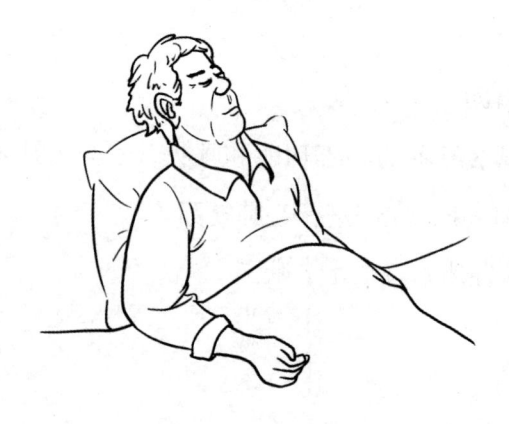

第三章　老年人常见急重症的急救

2 若患者可以吞咽，可进食含糖饮品或糖，以提高血糖，使症状完全缓解。情况缓解后，可让患者多进食些甜品，少食多餐，必要时午夜也可以加饮含糖饮料1次。

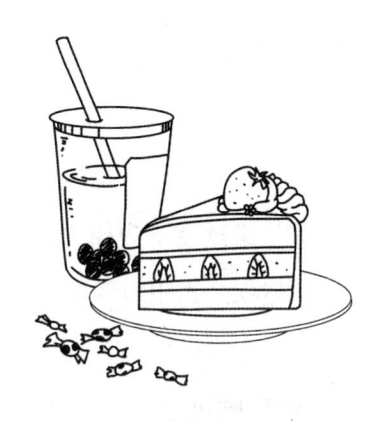

3 如病情恶化或不省人事，应将患者摆成"稳定侧卧位"，并尽快拨打"120"急救电话。

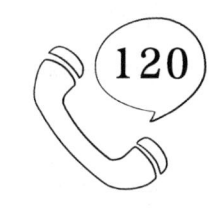

💡 注意事项

◆ 最好在家里常备葡萄糖片、方糖、甜饼干、甜牛奶等。

◆ 服用α-葡萄糖苷酶抑制剂类药物的患者在发生低血糖时，不能食用蔗糖来急救，可以食用葡萄糖。

急性胃出血

胃出血40%以上是由胃、十二指肠溃疡导致，工作过度劳累、日常饮食不规律、情绪异常紧张等有消化道病史的人群容易发病。胃出血的死亡率高达10%，切莫小看胃出血。

正确急救措施

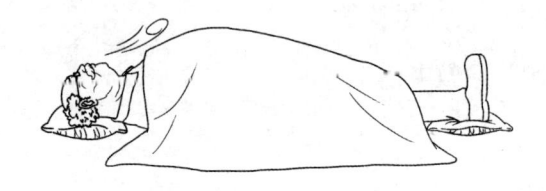

1. 患者胃出血后需立即卧床休息，宜取平卧位并将下肢抬高，不宜采取头低脚高位，以免影响呼吸。保持镇静，消除患者的紧张情绪。注意保暖。

2. 突然变换体位时要特别小心，因为患者出现大量失血时常合并失血性休克，如果不注意，突然站立时往往会因一过性脑缺血而晕厥，导致摔伤等意外。

3. 保持呼吸道通畅是家庭救护中最重要的。患者呕吐的血液或胃内容物一旦被吸入呼吸道，易引起窒息或吸入性肺炎，特别是血压较低、神志不清、一般情况较差的老年人和孩子更易发生。

4 当患者出现呕血时，应将其头部偏向一侧，避免误吸，及时清理口腔内容物。一旦患者出现呕血或黑便，应立即停止进食和饮水。

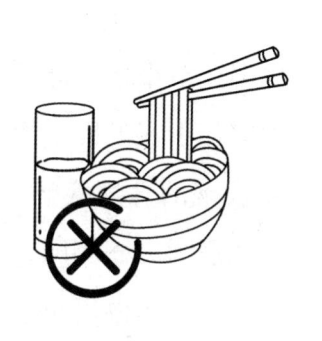

5 如果患者有肝硬化、消化性溃疡以及长期服用非甾体抗炎药（如阿司匹林、索米痛片）等病史，家里可自备一些常用的止血药，如凝血酶、云南白药、三七粉等。

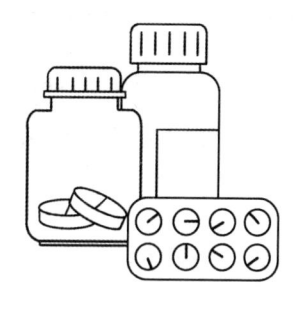

注意事项

- 饮食、作息规律，切忌暴饮暴食。保持心情愉悦，加强体育锻炼。

中暑

中暑是在暑热季节、高温和（或）高湿环境下，由于体温调节中枢功能障碍、汗腺功能衰竭和水电解质丢失过多而引起的以中枢神经和（或）心血管功能障碍为主要表现的急性疾病。其主要表现为开始感到全身疲乏、四肢无力、胸闷、心悸、头晕、注意力不集中、口渴、大汗，体温可正常或略有升高，这种情况可判断为"先兆中暑"。若症状继续发展，会出现颜面潮红、胸闷加重、皮肤灼热，并且大量出汗、恶心呕吐、血压下降、脉搏加快等，此时可判断为"轻症中暑"。除上述症状外，还伴有昏厥、昏迷或高热者，叫作"重症中暑"。此时若不及时处理，可危及生命。

正确急救措施

1. 立即将患者移到通风、阴凉、干燥的地方。让患者仰卧，解开衣扣，脱去或松开衣服。

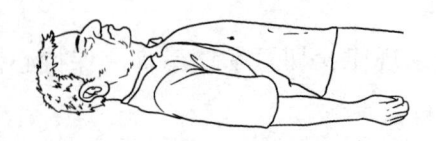

第三章 老年人常见急重症的急救

2 尽快冷却体温，降至38℃以下。可用凉湿毛巾冷敷头部、腋下以及腹股沟等处；或用温水或酒精擦拭全身；也可用冷水浸浴15～30分钟。

3 意识清醒或经过降温清醒的患者可饮服绿豆汤、淡盐水等解暑。还可服用人丹和藿香正气水。

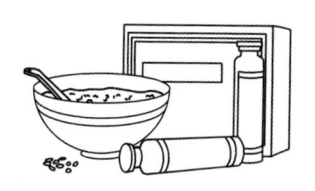

4 高热40℃左右持续不退的，要马上送至医院进行液体复苏治疗，千万不可认为是普通中暑而小视。

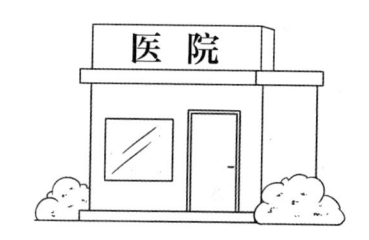

💡 注意事项

◆ 外出时一定要做好防护工作，如打遮阳伞、戴遮阳帽、太阳镜。

◆ 准备充足的水和饮料。防暑降温药品一定要备在身边，以防应急之用。

◆ 预防冷热交替，不要运动后马上冲冷水澡或进空调房。

第四章

老年人突发意外时的急救和自救

许多意外的抢救是否成功关键在于第一步现场急救，所以掌握不同意外对应的基本急救操作知识非常重要。这样意外一旦发生时，老人或是家属能及早作出正确判断，并采取相应措施。

鱼刺卡喉

常见错误处理方式

- 用喝醋的方法软化鱼刺。醋其实根本来不及软化鱼刺，而且醋的酸度可能刺激并灼伤食管的黏膜，使受伤的部位扩大和加深。
- 用吞米饭、馒头等食物的方法将鱼刺硬咽下去，这样可能刺穿食管，酿成悲剧。
- 被卡住后，用镊子、筷子之类伸进咽喉乱翻弄，有时反而会使刺刺得更深，损伤咽喉。

正确急救措施

1. 较小的鱼刺，有时随着吞咽，自然就可滑下去了。如果感觉刺痛，可用手电筒照亮口咽部，用小勺将舌背压低。仔细检查咽喉部，主要是咽喉的入口两边，因为这是鱼刺最容易卡住的地方。

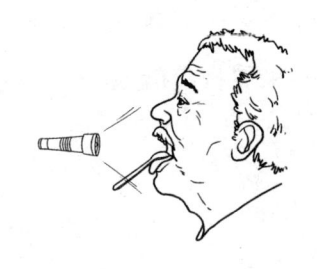

第四章　老年人突发意外时的急救和自救

2 如果发现刺不大，扎得不深，就可用长镊子夹出。

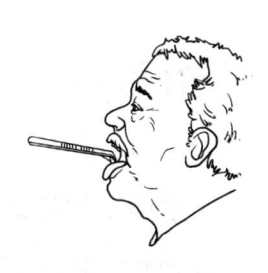

💡 注意事项

◆ 较大的或扎得较深的鱼刺，无论怎样做吞咽动作，仍疼痛不减，而喉咙的入口两边及四周如果均不见鱼刺，就应去医院治疗。

◆ 有时鱼刺已掉，但还遗留有刺的感觉。所以，要等待观察一下，如果仍感到不适时，一定要到医院请医生诊治。

◆ 去医院，挂耳鼻喉科。喉科医生有喉镜，能准确得知刺的位置，只要积极配合，很快就能取出，也不会有太大痛苦。

小贴士

◆ 吃鱼时要根据不同鱼的鱼刺结构来吃，比如带鱼，就是中间一根大刺，两边各一排小刺。

◆ 选择做鱼的方法时，可以选择焖酥鱼，使刺酥软，能随鱼肉一起咽下。

◆ 在购买鱼时，要尽量选择刺少的，比如三文鱼、黄花鱼等，或者购买加工好的鱼排。

吃饭噎着

常见错误处理方式

- 吃饭噎着时，猛捶背部。
- 大口吃青菜和饭，硬逼食物下咽。
- 伸手抠喉，把食物催吐出来。

正确急救措施

1. 老人吃饭噎着时，如果可自行调整呼吸，只需帮助老人做一些辅助工作就可以了，比如给老人喝一些热水，按摩背部等。

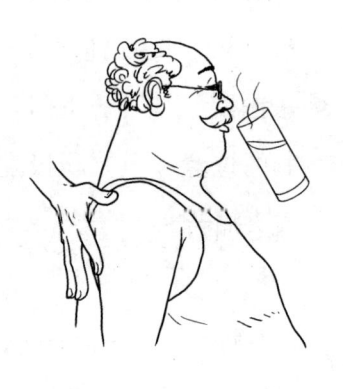

2. 如果情况严重，老人出现脸色酱紫，咳嗽到呼吸困难，那就要去医院了。

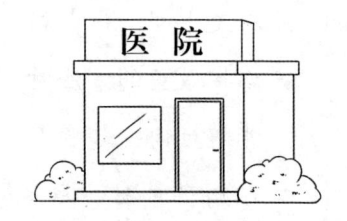

3 注意一定要设法尽快将老人嘴里的饭菜清理干净,以免咳嗽时再次吸入。

💡 注意事项

◆ 吃饭总是噎着需特别警惕食道癌。早期食道癌的吞咽困难可以自行消失和复发,不影响进食;容易在情绪波动时发生;同时伴有咽喉部干燥和紧缩感,咽下粗糙食物时尤为明显。

◆ 随着病情的不断进展,吞咽困难症状会逐渐加重,并常伴有吞咽疼痛。不仅如此,食道癌在进食时胸骨后还会伴有轻微的不适或疼痛,但疼痛较短暂,有时仅持续几秒钟;吃粗粮、热的或刺激性食物时,疼痛会加重或持续时间延长;吞咽时常嗳气,并有上腹部饱胀感。

◆ 如果一旦出现上述症状,一定要及时就医,及早治疗。

---小贴士---

◆ 老年人吃饭时应减慢速度,细嚼慢咽,在嘴里有饭菜时要尽量少说话。

异物堵住呼吸道

常见错误处理方式

- 把手伸进嘴巴里掏异物。
- 慌慌张张往外跑，这样极有可能使异物掉得更深。
- 盲目做人工呼吸，因异物阻碍空气进入肺部而无济于事。

正确急救措施

站在患者后面，一只手握拳，大拇指侧与食指侧对准患者剑突（胸骨）与肚脐之间的腹部。另一只手置于拳头上并握紧，而后快速向上方挤压。如还是未能去除，则必须紧急送去医院急救。

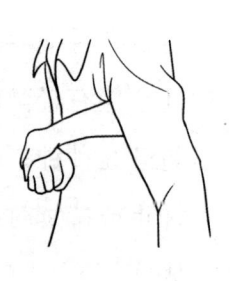

老年人清醒时的堵塞自行处理法：若成人发生气管堵塞，无人相助时，设法用东西在横膈膜稍下处使劲压，例如，将腹部靠桌缘或椅背，甚至可用自己的拳头，把梗塞物吐出。

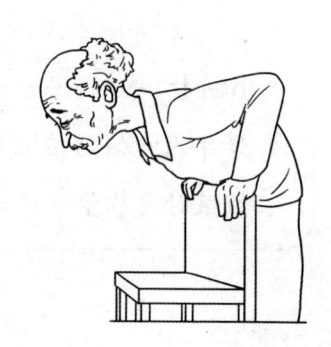

第四章　老年人突发意外时的急救和自救

2 无意识者哈氏急救法：施救者跨坐于伤患下肢处，两手手指互扣后跷起，以手掌根部置于伤患之肚脐与剑突之间，往下并往前推压5下，然后移位到伤患头侧，检查有无异物，有异物则挖出，无异物则吹气，气若能吹进则施行心肺复苏术。

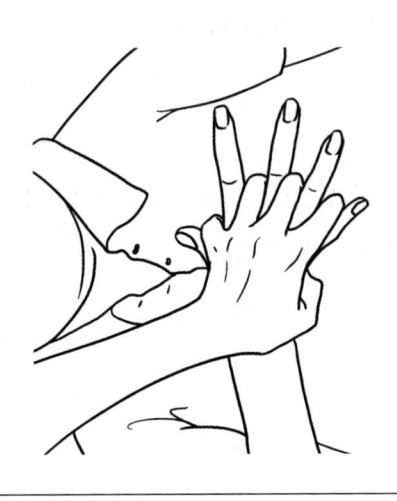

3 胸戳法：肥胖的老年人无法使用哈氏法，按压剑突和肚脐之间时，改压胸骨下半部（剑突以上），其余方式同上，此为胸戳法。

💡 **注意事项**

◆ 以上方法不适宜肥胖者、孕妇及1岁以下的婴儿。

异物入眼

常见错误处理方式

◆ 用力揉眼睛。

◆ 用干的纸巾或毛巾擦拭眼睛。

正确急救措施

1. 救助者先用肥皂和清水洗净自己的双手并擦干,再把老年人的上眼皮轻轻拉起盖住下眼皮一会儿,利用下眼皮将藏在上眼皮内的细小异物拔去。

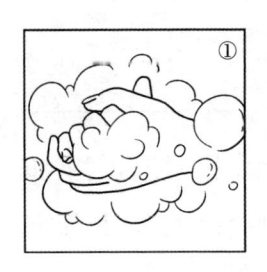

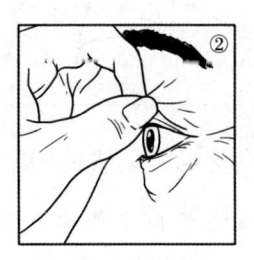

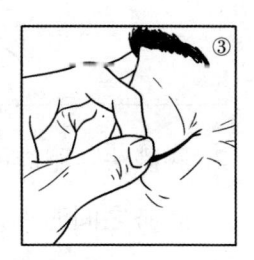

2. 如果异物没有去除,可用容器将干净的温水倒入患者张开的眼中,冲走异物。

第四章 老年人突发意外时的急救和自救

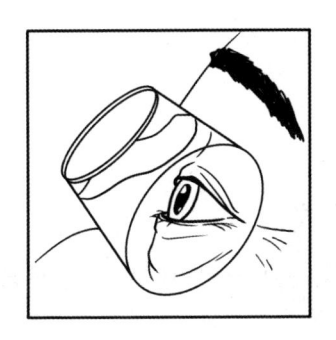

3 如上述方法均未奏效，切勿再尝试处理，此时用干净纱布轻轻盖住患者的眼睛，尽快去医院治疗，途中尽可能保持仰卧。

💡 注意事项

◆ 一般异物，如昆虫、沙尘、铁屑等进入眼内，多数是黏附在眼球表面上，因此切忌用手揉擦，否则会使眼角膜损伤。

◆ 如果是较大的坚硬物嵌入眼角膜，切勿进行任何形式的拨动，应立即送医院治疗。

异物入耳

常见错误处理方式

◆ 用尖锐的物质挖捣耳内异物,造成耳内壁和鼓膜的损伤。

◆ 豆、玉米、米粒、麦粒等干燥物入耳,用水或油滴入耳中会使异物膨胀更难取出。

◆ 异物进入耳道多天,不赴医院,延误治疗。

正确急救措施

1. 若有小虫入耳,应马上到暗处,用灯光或手电筒光或擦几根火柴等照有虫子的耳道,虫见光会飞出来。或用食用油(甘油、生姜汁、食醋)滴3~5滴入耳,过2~3分钟,把头歪向患侧,小虫会随油淌出来。

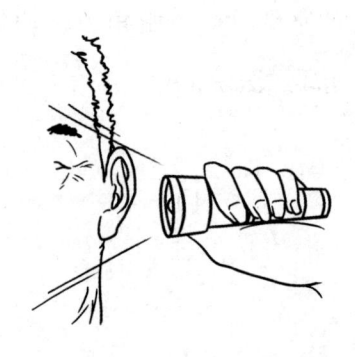

第四章　老年人突发意外时的急救和自救

2 耳道进水时，将头侧向患耳一侧，用手将耳朵往下拉，然后用同侧脚在地上跳数下，水会很快流出。

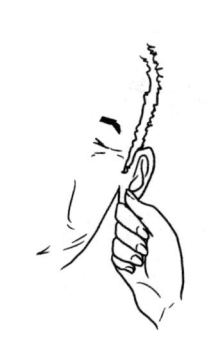

💡 注意事项

◆ 异物取出过程中，如因损伤外耳道而出血，可用碘仿纱条压迫止血，涂上抗生素软膏，预防感染，次日再取出异物。

小贴士

◆ 不要养成随便挖耳垢的不良习惯，耳垢能保持耳道的适宜温度，还可防止灰尘、小虫等直接接触鼓膜。

◆ 遇小虫等飞入耳道，会引起过响的声音，应用双手捂住耳朵，张口，以防鼓膜震伤。

◆ 游泳或洗澡时不慎耳道进水，应及时使耳道内水流出，以免引起中耳炎。

◆ 耳道内滑进小圆珠、玻璃球时，不要用钳子取。

食物中毒

常见错误处理方式

◆ 自行乱服药物，延误治疗。

正确急救措施

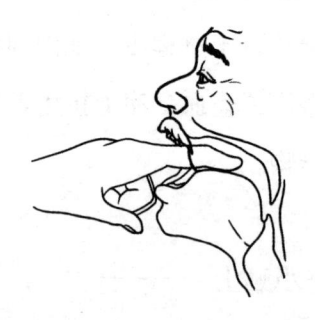

1. 用手指或筷子伸向喉咙深处刺激咽后壁、舌根进行催吐。

2. 不可自行乱服药物，应争分夺秒，立即送往医院抢救。

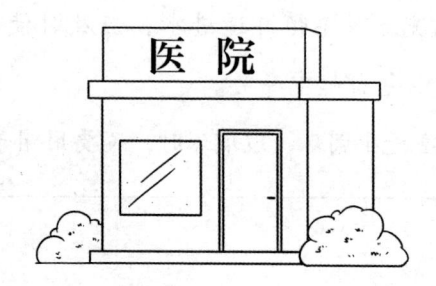

第四章 老年人突发意外时的急救和自救

3 去医院时带上怀疑为有毒食物的样本，或者保留呕吐物、排泄物，供化验使用。和患者一同进餐的人也要一起去医院进行检查。

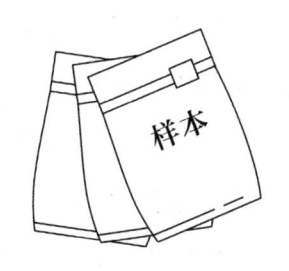

4 如果患者中毒较轻，神志清醒，可以多饮水、葡萄糖水或稀释的果汁，避免吃奶制品或油腻的食物。

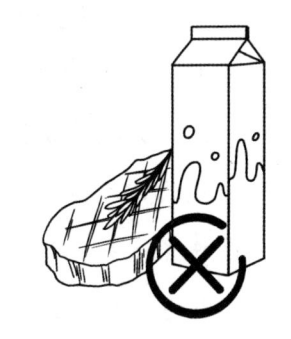

💡 **注意事项**

◆ 细菌性食物中毒不应立即用止泻药，特别对有高热、毒血症及黏液脓血便的中毒者应避免使用，以免加重中毒症状。也无须催吐。

◆ 补充因上吐下泻所流失的电解质，如钾、钠及葡萄糖。应大量饮用开水或电解质水，促进致病菌及其产生的肠毒素的排出，减轻中毒症状。

- 饮食要清淡，先食用容易消化的食物，避免食用容易刺激胃的食物。
- 保存导致中毒的食物，以提供给医院检疫，如果身边没有食物样本，也可保留中毒者的呕吐物和排泄物，方便医生尽快确诊和及时救治。

> **小贴士**
>
> **家庭常见可引发中毒的食物**
>
> - 河豚：河豚的肝、肠、卵巢内含有大量的河豚毒素，可引起呼吸肌麻痹，甚至死亡。
> - 未熟的四季豆：四季豆含有皂素等有毒物质，如果吃了未熟或凉拌的四季豆，半小时到几小时之内就可发生中毒。
> - 发芽的马铃薯：发芽、青绿色或未成熟的马铃薯着色部分（青、绿、紫色和胚芽、芽孔周围）含龙葵素，会引起中毒。
> - 有毒蘑菇：一旦食入有毒蘑菇，将危及生命。
> - 亚硝酸盐含量高的食物：亚硝酸盐中毒通常会出现胸闷憋气、口唇发绀等症状。腌制食品（如腌肉、泡菜）中亚硝酸盐含量较高，不宜一次大

量或经常食用，变质蔬菜含高亚硝酸盐，更不宜食用。

食物中毒的预防

◆ 个人要养成良好的卫生习惯。

◆ 餐具要卫生，每个人最好要有自己的专用餐具，饭后应将餐具洗干净，存放在干净通风的地方。

◆ 可以生吃的蔬菜、瓜果之类的食物一定要洗净皮。

◆ 生、熟食品要分开，切生、熟食的刀和案板也一定要区分开。摸过生肉的手一定要洗净再去拿熟肉，避免生熟食品交叉污染。

◆ 不要吃已经变味的饭菜，不要食用腐烂变质的食物和病死的禽、畜肉，剩饭剩菜食用前一定要热透。

◆ 海蜇等产品宜用饱和食盐水浸泡保存，食用前应该洗干净。

药物中毒

正确急救措施

1 尽快查出误服药物的名称、服用时间及剂量。若是误服了大量安眠药、有机磷农药、石油制品及强酸、强碱性化学液体等毒性或腐蚀性较强的药物时，原则上医院在附近的应立即去医院抢救。离医院较远的，在呼叫救护车的同时进行现场急救。

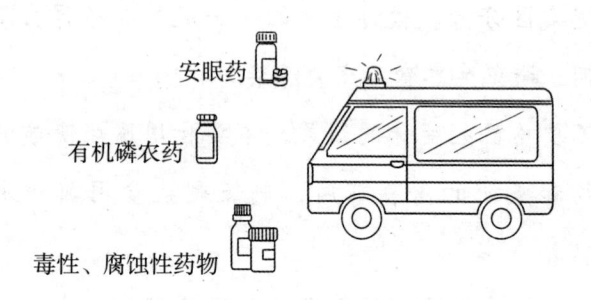

安眠药
有机磷农药
毒性、腐蚀性药物

2 如患者清醒，且中毒6小时以内的，应立即催吐以加快毒物的排出。可以让患者大量饮用温水，用手指、筷子、汤匙等刺激咽后壁和咽弓，反射性地引起呕吐。如此反复至少10次，直至吐出物澄清、无味为止。

第四章　老年人突发意外时的急救和自救

3 若患者呈昏迷状态或出现抽搐、惊厥症状；服用腐蚀性（或强酸、强碱）毒物；有食管静脉曲张、溃疡病、严重心力衰竭和全身极度衰竭等情况时禁用催吐。应迅速将患者平卧，头偏向一侧，注意保暖，严密注意患者的呼吸、脉搏，有条件的测量血压的变化。

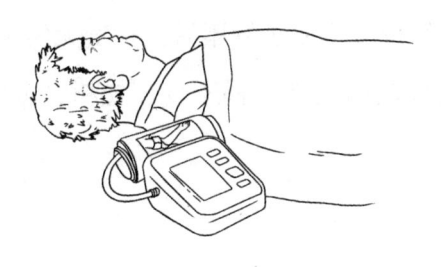

4 经临时急救后的老年人应立即送医院进一步救治，并将误服药品或有毒物的瓶子及患者的呕吐物，一同带往医院进行检查。

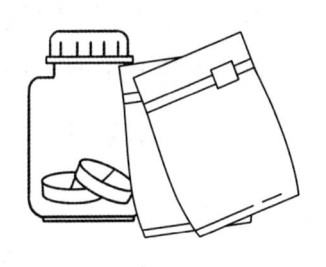

💡 注意事项

◆ 催吐必须及早进行。若服毒时间超过6小时，毒物已进入肠道，催吐也就失去了意义。

燃气中毒

常见错误处理方式

- 有些人认为屋里没有臭渣子味儿就不会中毒。
- 冻一冻或灌些醋、酸菜汤就可解毒。
- 燃气中毒经抢救恢复了健康后就平安无事了。
- 在火炉上放些白菜叶、橘子皮、松树枝或水可以防止燃气中毒。

正确急救措施

1. 立即关闭燃具开关、阀门。千万不要打开和关闭任何电器，如电灯、电扇、排气扇、抽油烟机、空调、电闸、有线与无线电话、门铃、冰箱等，都可能产生微小火花，引起爆炸。

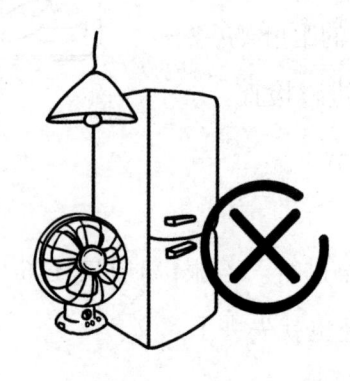

第四章 老年人突发意外时的急救和自救

2 及时打开门窗通风换气,并跑到没有燃气泄漏的室外拨打急救电话求援。

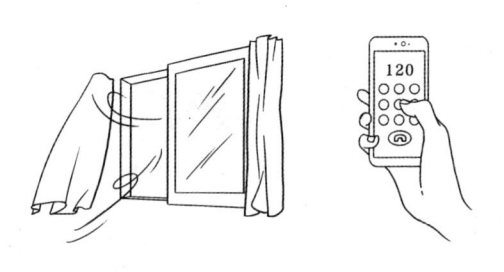

3 中毒者吸入燃气较少,还未达到中毒的,应安静休息,避免活动后加重心、肺负担及增加氧的消耗量。神志不清的中毒者必须尽快抬出中毒环境,在最短的时间内检查其呼吸、脉搏、血压等情况,根据这些情况进行紧急处理。

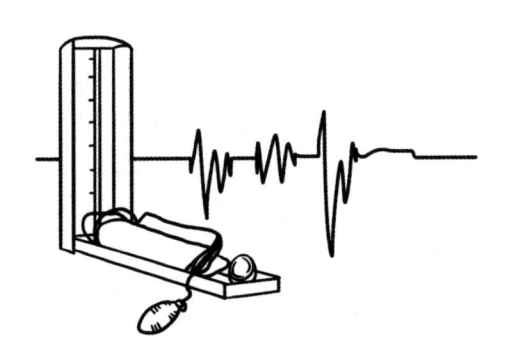

109

4 如口内有呕吐等异物的，及时清干净，并解开纽扣和腰带，使其保持呼吸畅通。

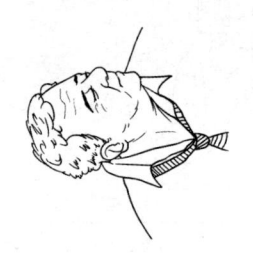

5 呼吸心搏骤停的，应立即进行人工呼吸和心脏按压。

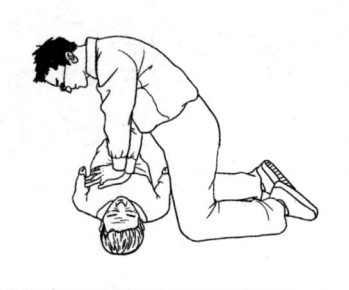

6 中毒者呼吸稳定后等救护车到来将其送往医院进一步检查治疗，争取尽早进高压氧舱治疗，减少后遗症。即使是轻、中度中毒，也应进高压氧舱治疗。

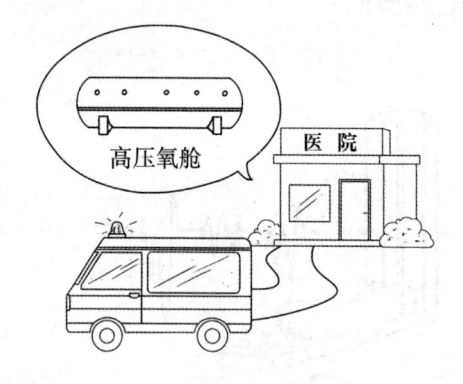

高压氧舱

医院

注意事项

◆ 燃气中毒治疗后应坚持早晨到公园或在阳台进行深呼

第四章　老年人突发意外时的急救和自救

吸运动、扩胸运动，如打太极拳，每天30分钟左右。轻、中度中毒者应连续晨练7~14天；重度中毒者可根据后遗症情况，连续晨练3~6个月，做五禽戏、铁布衫功、八段锦等。继续服用复合维生素每天1~2粒，连服7~14天，或维生素C 0.1~0.2克，每天3次，亦可适量服用维生素B_1、维生素B_6等。

◆ 小心燃气中毒后遗症，如说话颠三倒四、失语，全身肌肉紧张、颤抖，步态不稳，不认识家人和亲友，常傻哭傻笑，大小便失禁等精神症状，这些患者需口服药物或进行其他对症治疗，重度中毒者需一两年才能完全治愈。

小贴士

◆ 使用时要保持通风良好，用燃气灶时一定要有人在灶前看管。每天临出门、临睡前要检查一下燃气阀门是否关好。

◆ 不要在管道上挂物，也不要在管道燃气设备周围堆放杂物和易燃品。

◆ 有燃气或液化气的家庭最好安装可燃气体泄漏报警器。

酒精中毒

常见错误处理方式

- 醉酒后盲目抠喉催吐解酒。
- 大口喝醋解酒。
- 喝浓茶可以解酒。

正确急救措施

1. 轻者不需要特殊处理,可将其扶上床休息,睡醒一觉,常可自然缓解。

2. 如果喝酒过量已醉者,应及早用手指或筷子刺激咽喉、舌根,促进呕吐,然后多喝水或牛奶解酒。醉酒者如果呕吐不止时,可用热毛巾滴数滴花露水,敷在醉酒者的脸上,能醒酒止吐。

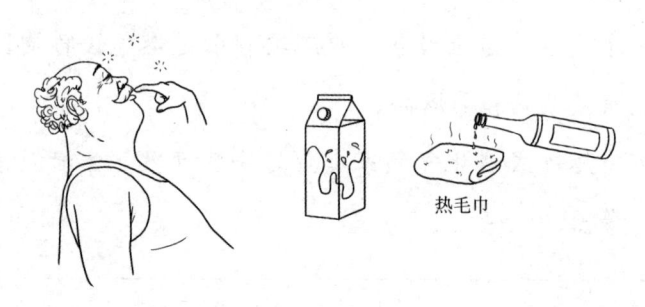

热毛巾

第四章 老年人突发意外时的急救和自救

3 当醉酒者不省人事时,可取两条毛巾,浸上冷水,分别敷在后脑和胸口上,并间断用冷开水灌入其口中,可使醉酒者逐渐醒过来。

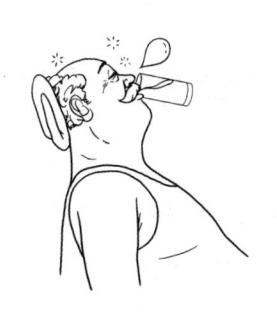

4 当醉酒者昏睡时,应屈身侧睡,将其头偏向一侧,避免呕吐物吸入肺内,以防止窒息。皮肤发红者,要注意适当保暖,以防着凉。

5 当醉酒者出现抽搐时,应在口内塞入干净的毛巾,防止咬破舌头,并用指尖压掐人中穴2~3分钟。如发现醉酒者面色苍白、大汗不止、心律不齐、呼吸异常以及昏迷不醒时,应及时请医生出诊或送医院抢救。

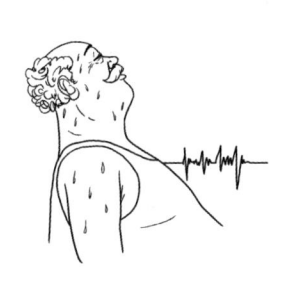

💡 注意事项

- 饮酒宜慢不宜快。饮酒后5分钟乙醇就可进入血液,30~120分钟时血中乙醇浓度可达到顶峰。若慢慢饮入,体内可有充分的时间把乙醇分解掉,不易喝醉。

洗澡时突然晕倒

常见错误处理方式

- 贸然冲进卫生间,不及时将患者转移。
- 把患者抱出卫生间,没有及时帮他擦干身上的水,以至于着凉感冒。

正确急救措施

1 抱着患者离开浴室躺下,让其喝一杯热水,慢慢就会恢复正常。

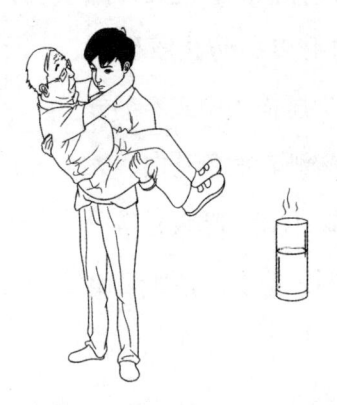

2 如果情况较严重,也要让患者放松、休息,取平卧位。用身边可取到的书、衣服等把脚垫高。待稍微好一点后,应把窗户打开通风。

第四章　老年人突发意外时的急救和自救

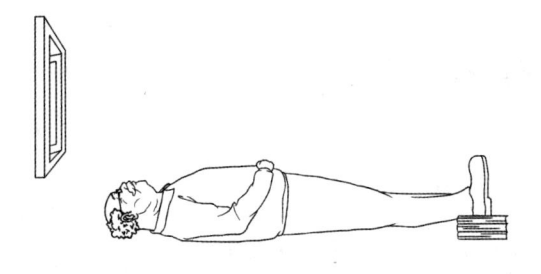

3 用冷毛巾擦身体，从颜面擦到脚趾，然后穿上衣服，头向窗口，慢慢就会恢复。

💡 注意事项

◆ 洗澡时最适宜的水温应与体温相接近，即37～41℃。

◆ 洗澡时间不宜过长，尤其有心绞痛、心肌梗死等心脏病患者。正确的时间应该是盆浴20分钟，淋浴10～15分钟即可。

◆ 洗澡时的室温不宜太高，否则容易造成浴室内外温差大，反倒容易感冒。

◆ 冬天吃得太饱或空腹都不宜洗澡，有可能引起消化不良或低血糖，甚至晕倒。

◆ 洗澡前喝一杯温热的糖开水，缓解这些症状。

◆ 浴室内要安装换气电风扇，保持室内空气新鲜。洗澡时禁止吸烟，洗完之后立即离开浴室。

利器扎入身体

常见错误处理方式

◆ 以为伤口小影响不大,不做任何处理。

◆ 不消毒,随便包扎了事。

◆ 生锈的铁钉扎进肉里,不去打破伤风针。

正确急救措施

1 拔除钉子后,应挤出一些血液,因为钉子位置一般很深,容易感染。

2 先用过氧化氢冲洗,然后再用碘酒涂患处。因为伤口比较小、比较深,另外,还可能有铁锈残留,所以,一定要彻底清创。

3 注意伤口不能包扎,要保持通风,还需要注射破伤风针,口服消炎药,预防感染。踩到细铁钉或铁针,如铁钉或铁针是断钉或断针,切勿丢弃,可将其一起带到医院,供医生判断伤口深度做参考。

4 扎进钉子,尤其是锈钉子、带泥土的钉子,最易患破伤风,须速去医院注射破伤风抗毒素。

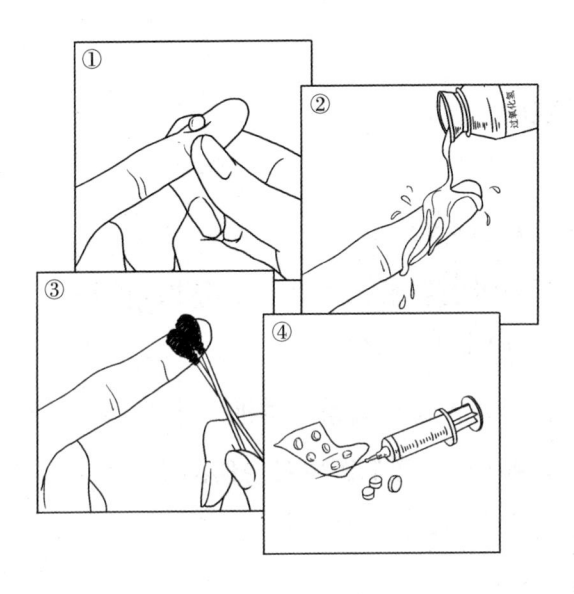

第四章　老年人突发意外时的急救和自救

注意事项

◆ 途中应避免伤足持重、行走，可拄拐杖或由救助者搀扶而行。

◆ 对于刺伤的伤口无论大小都应在伤后尽快去医院注射破伤风疫苗。

◆ 药物要按时服用，伤口在愈合前一定要保持干燥清洁，不能碰水。

── 小贴士 ──

◆ 外出运动时要穿好鞋袜，保护好足部。

◆ 不要把钉子等锐器随意乱放。

117

烧烫伤

常见错误处理方式

◆ 乱扯下患者的衣服,会加重烫伤皮肤的损害,甚至会将受伤的表皮拉脱。

◆ 涂抹酱油、大酱、面粉、香油、小苏打等,使创面更容易受到感染,影响医生对烧伤深度的判断。

◆ 用冰块冷敷伤口,造成冻伤。

◆ 涂抹"红药水",可能引起汞中毒。

正确急救措施

1 立即找到最近的干净水源,用流动水冲烫伤部位10分钟以上,一般水温20℃左右即可。

2 若烫伤在手指,也可用冷水浸泡一会儿,时间不宜过长。冷水处理后把创面拭干,然后薄薄地涂些蓝油烃、林可霉素利多卡因凝胶等药物,适当包扎1~2天,以防止起水疱。如果当时没有油膏类药物,可先用淡盐水轻轻涂于灼伤处,暂时消炎,然后到医院进行包扎。

第四章　老年人突发意外时的急救和自救

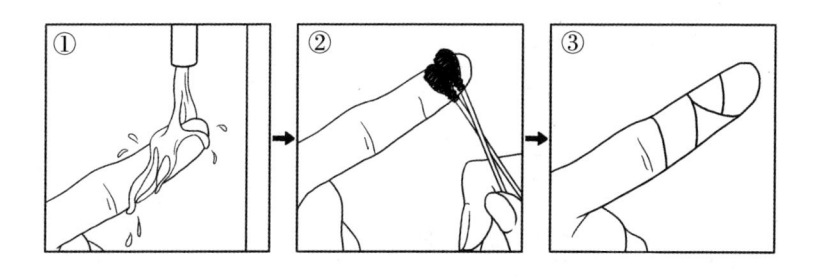

3 如果有水疱形成可以用消毒针筒抽吸或者剪个小孔放出水液即可。水疱已破的则用消毒棉球拭干，以保持干燥，不能使水液积聚成块。

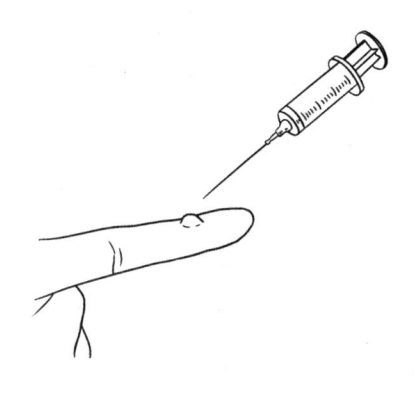

4 如果烫伤部位在衣服里面，要及时脱掉衣服，若来不及脱就用剪刀剪开，不过要小心，别给患者带来二次伤害。

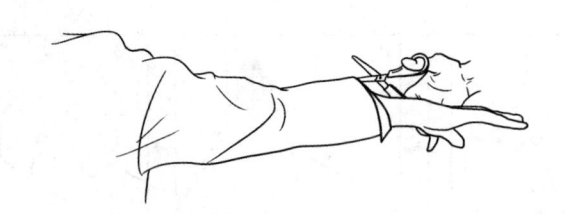

5 大面积或严重烫伤经家庭一般紧急处理后应立即送医院，尽量不要超过3~4小时。如果小面积烫伤在脸部等位置，不能冲洗或浸泡，最好去医院进行处理。

注意事项

- 如烫伤后发热，局部疼痛加剧、流脓，说明创面已感染发炎，应请医生处理。对于严重的各种烫伤，特别是头面、颈部，因随时会引起休克，也应尽快送医院救治。
- 头、面、颈部的轻度烫伤，经过清洁创面涂药后，不必包扎，以使创面裸露，与空气接触，可使创面保持干燥，并能加快创面复原。如果受伤面积大而且疱也大，应在医生指导下用药。
- 烫伤的部位经过处理后不要弄湿，尽量不要去洗，以免细菌感染。

> **小贴士**
>
> **烫伤后的康复保护**
>
> ◆ 创面结痂，要待其自行脱落，不要强行揭去痂皮。
>
> ◆ 不可用手挠抓、热水烫洗、衣服摩擦等方法止痒。
>
> ◆ 酒、辣椒、羊肉、生蒜、生姜、芥末、咖啡等刺激性食物会促进瘢痕组织增生，康复期间应避免食用。
>
> ◆ 禁用含铅、汞的药物，避免增加色素沉积。
>
> ◆ 太阳光中的紫外线辐射会使稚嫩的新生皮肤形成色素沉积，所以，烫伤的部位应注意防晒。
>
> ◆ 有些化妆品中含有光敏物质，会使愈合中的创面色素增多，因此，化妆品等不能接触烫伤创面。

低温冻伤

常见错误处理方式

- ◆ 火烤、雪搓、冷水浸泡或猛力捶打患者冻伤部位。
- ◆ 发生冻伤后，马上热敷或者按摩冻伤部位，加重局部水肿。

正确急救措施

1. 受冻后1~2小时方可进行热敷。如果局部皮肤没有破损，可以涂抹冻伤膏，或者用泡过辣椒的乙醇涂抹等。也可涂蛋黄油，起缓解症状。如果皮肤有破损，则需要尽快用药膏涂抹，防止感染。

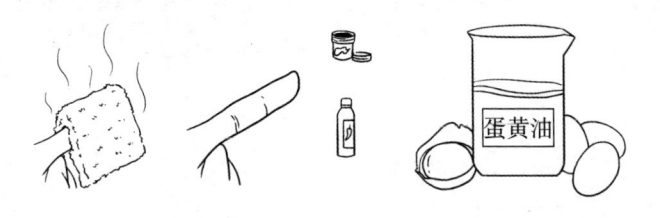

2. 轻度冻伤、皮肤未破者，可用茄秧、辣椒秧或艾叶等其中一种，加入10~15倍的水煮沸过滤，待水温至不烫手时浸揉局部，每日1~2次，每次15~30分钟。注意保暖，避免二次冻伤。

注意事项

- 全身冻伤侵害一般会伤及内脏。当患者体温在30℃以下时，应尽量让患者在温暖的环境，喝些热水。同时将冻伤的部位浸泡在38~42℃的温水中，水温不宜超过45℃，浸泡时间不能超过15分钟。
- 如果冻伤发生在野外，无条件进行热水浸浴，可将冻伤部位放在自己或救助者的怀中取暖，使受冻部位迅速恢复血液循环。

小贴士

冻伤程度的分级

- 一度冻伤：表现为局部皮肤从苍白转为斑块状的蓝紫色，并出现红肿，皮肤有发痒、刺痛和感觉异常等症状。
- 二度冻伤：表现为局部皮肤红肿、发痒、灼痛。早期有水疱出现。
- 三度冻伤：表现为皮肤由白色逐渐变为蓝色，再变为黑色，感觉消失。冻伤周围的组织可出现水肿和水疱，并有较剧烈的疼痛。
- 四度冻伤：伤部的感觉和运动功能完全消失，呈暗灰色。由于冻伤组织与健康组织交界处的冻伤程度相对较轻，交界处可出现水肿和水疱。

切割伤及擦伤

常见错误处理方式

◆ 不经消毒,立即包扎伤口。

◆ 频繁给伤口换药。

正确急救措施

1 让患者坐下或躺下,用一块棉垫蘸上肥皂水,轻轻擦洗受伤部位。试着擦掉伤口上的污物和细砂粒。

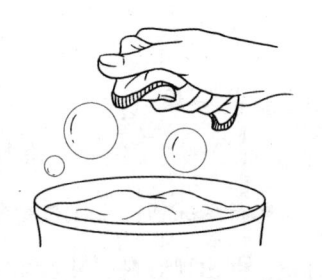

2 如有出血,可用一块干净的敷料压住伤口,进行按压止血。

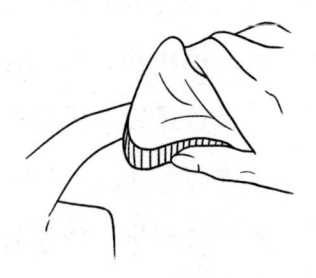

第四章 老年人突发意外时的急救和自救

3 用创可贴贴在伤处,创可贴的敷料要足够大,能覆盖伤口及其周围部位。

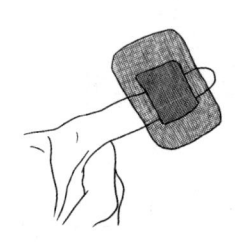

💡 注意事项

◆ 下列情况应及时去医院就医。

①伤口不愈合或红肿热痛。

②出血呈喷射状或按压无法止血。

③伤口比较深或露出脂肪肌肉。

④污物难以去除。

小贴士

◆ 如果造成切割伤的刀剪、玻璃片等有严重的污染或铁锈,建议前往医院注射破伤风疫苗;如果伤口比较深,或者将伤口抬高到高于心脏的位置仍流血不止,需立刻叫救护车。

游泳溺水

常见错误处理方式

◆ 游泳时意外溺水,附近又无人救助时,手脚乱蹬拼命挣扎。
◆ 试图将整个头部伸出水面。
◆ 抱着救助人的脖子不放,使得救助人无法呼吸。

正确急救措施

1. 发现溺水者后应尽快将其救出水面。施救者如不懂得水中施救和不了解现场水情,不可轻易下水,可充分利用现场器材,如绳、竿、救生圈等救人。

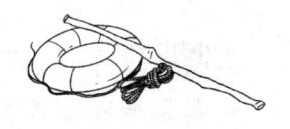

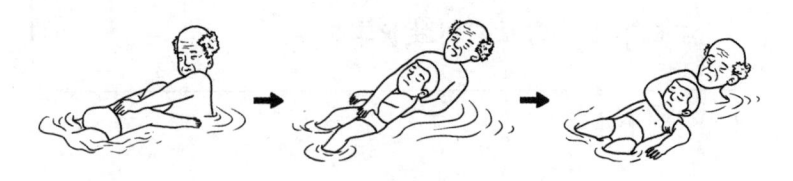

下水救护溺水者方法

第四章　老年人突发意外时的急救和自救

2 将溺水者平放在地面,迅速撬开其口腔,清除其口腔和鼻腔异物,如淤泥、杂草等,使其呼吸道保持通畅。倒出腹腔内吸入物,但要注意不可一味倒水而延误抢救时间。

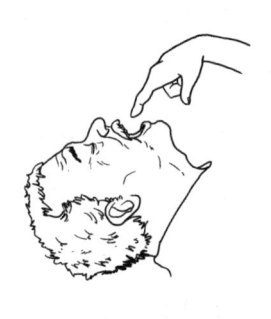

3 当溺水者呼吸停止或极为微弱时,应立即实施人工呼吸法,必要时施行胸外心脏按压法。

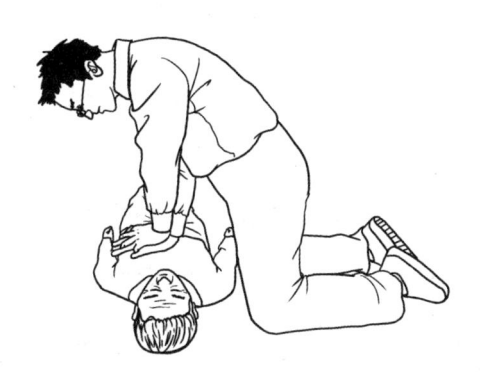

4 进行现场抢救的同时，尽快拨打"120"急救电话。

注意事项

- 因呼吸、心跳在短期恢复后还有可能再次停止，所以，千万不要放弃人工呼吸，应一直坚持到专业救护人员到来。
- 意识丧失者，应置于侧卧位，并注意为溺水者保暖。

小贴士

溺水时的自救

- 千万不要手脚乱蹬拼命挣扎，可减少水草缠绕，节省体力。
- 除呼救外，落水后立即屏住呼吸，踢掉鞋子，然后放松肢体。当你感觉开始上浮时，尽可能地保持仰位，使头部后仰，使鼻部可露出水面呼吸，呼吸时尽量用嘴吸气、用鼻呼气，以防呛水。呼气要浅，吸气要深。千万不要试图将整个头部伸出水面。
- 当救助者出现时，落水者只要理智还存在，绝不可惊慌失措去抓抱救助者的手、腿、腰等部位，一定要听从救助者的指挥，让他带着你游上岸。

第四章 老年人突发意外时的急救和自救

- 会游泳者，如果发生小腿抽筋，要保持镇静，采取仰泳位，用手将抽筋腿的脚趾向背侧弯曲，可使痉挛松解，然后慢慢游向岸边。

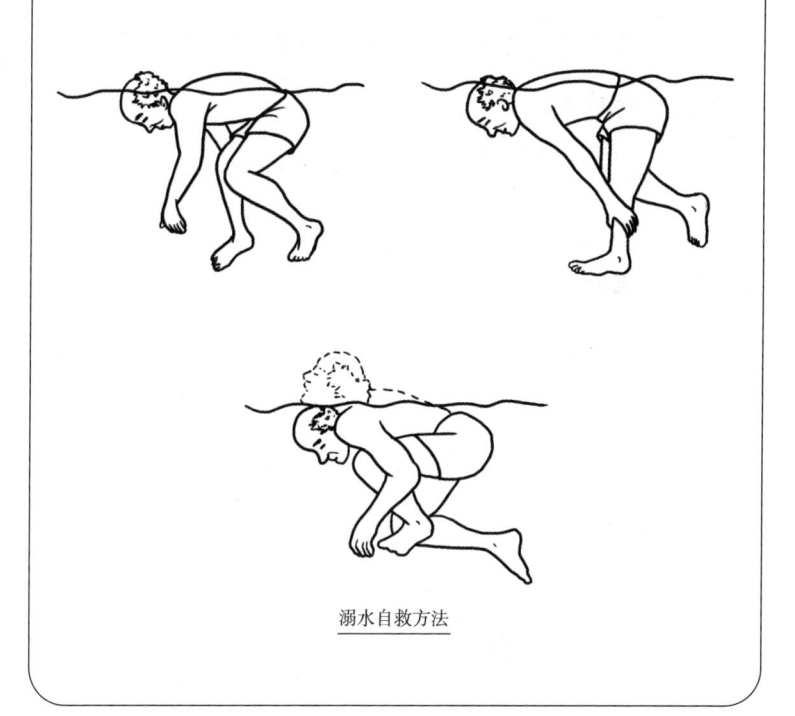

溺水自救方法

触电

常见错误处理方式

◆ 发现触电急救时贸然用手去接触患者,引起自身触电。

◆ 切断电源拨开电线时,用湿的、导电的东西去拨。

◆ 轻易放弃抢救。

◆ 实施人工呼吸和胸外按压法,中途停止。

正确急救措施

1 关闭电源开关、拉闸、拔去插销。

2 用干燥的木棒、竹竿、扁担、塑料棒等不导电的东西拨开电线。

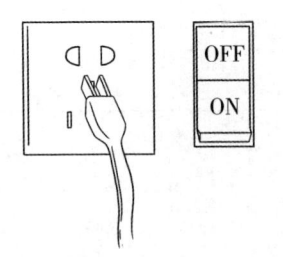

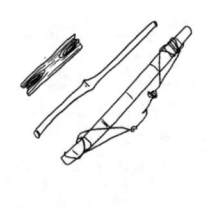

第四章　老年人突发意外时的急救和自救

3 迅速将触电者移至通风、安全的地方。对呼吸、心跳均已停止者，立即在现场进行人工呼吸和胸外心脏按压，同时拨打"120"。

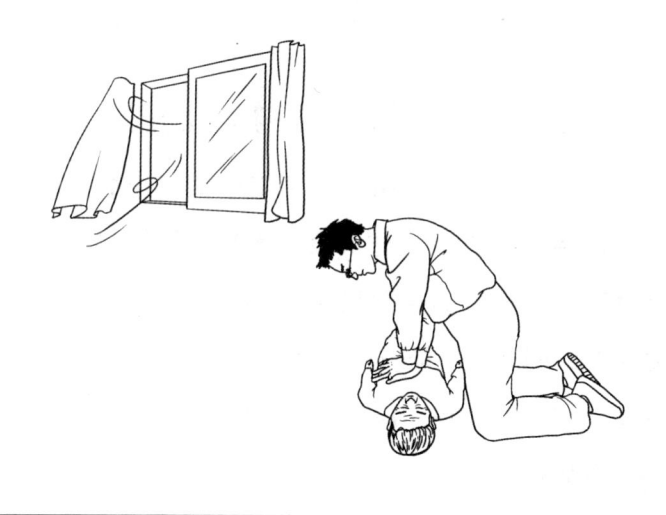

4 出现深度昏迷不清者可针刺人中、中冲等穴位。

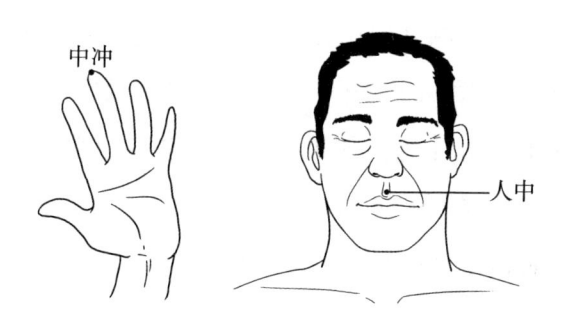

中冲

人中

5 呼吸、心跳恢复后立即送往医院救治，路上还要密切注意患者的体征变化。

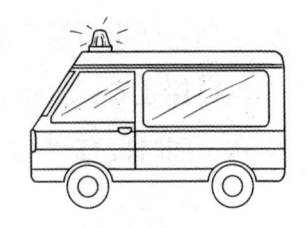

💡 **注意事项**

◆ 不可直接用手或金属及潮湿的物件作为救护工具，必须使用适当的绝缘工具。最好一只手操作，以防自身触电。

◆ 防止触电者脱离电源后可能的摔伤，特别是触电者在高处时，应采取防坠落措施。即使触电者在平地，也要注意触电者倒下的方向，注意防摔。

◆ 如事故发生在夜里，应迅速解决临时照明，以利抢救，避免事故扩大。

◆ 迅速脱离电源，就地急救处理。只有现场对安全有威胁时，才能把触电者抬到安全的地方进行抢救，但不能等把触电者长途送往医院再进行抢救。

◆ 坚持抢救，准确使用急救方法。如果触电者神志清醒，仅仅是心慌、四肢麻木或者一度昏迷还没有失去知觉，应让他安静休息。如果已经昏迷失去知觉，则进行抢救，首先进行心前区叩击，连击2~3次。然后进行胸外心脏按压及口对口人工呼吸。

第四章　老年人突发意外时的急救和自救

> 小贴士
>
> **低压触电急救**
>
> ◆ 电源开关或插销在触电地点附近时，可立即拉开或拔出插头，断开电源。
>
> ◆ 如果电源开关或插销距离较远时，可用有绝缘柄的电工钳等工具切断电线，之后断开电源。还可以用木板等绝缘物插入触电者身下，以隔断电流的通道。
>
> ◆ 若电线搭落在触电者身上或被压在身下，可用干燥的绳索、木棒等绝缘物作为工具，拉开触电者或拨开电线，使触电者脱离电源。
>
> ◆ 如果触电者的衣服是干燥的，又没有紧缠在身上，可以用一只手抓住触电者的衣服，拉离电源。
>
> **高压触电急救**
>
> ◆ 立即通知有关部门停电，可以打电力服务电话，可在附近电杆上看到线路的名称和编号。
>
> ◆ 戴上绝缘手套，穿上绝缘鞋，采用相应等级的绝缘工具拉开开关或切断电源。
>
> ◆ 采用抛掷搭挂裸金属线，使线路短路接地，迫使保护装置动作而断开电源。

宠物咬（抓）伤

常见错误处理方式

◆ 被猫、狗咬伤后，伤口不做任何处理。

◆ 不冲洗伤口，就涂上红药水包上纱布。

◆ 长途跋涉赶到大医院求治，认为这样更安全。

正确急救措施

1 冲洗伤口要快。分秒必争，以最快速度把沾染在伤口上的狂犬病毒冲洗掉。

2 清洗要彻底。冲洗时，尽量把伤口扩大，让其充分暴露，并用力挤压伤口周围软组织，而且冲洗的水量要大，水流要急，最好是对着自来水龙头急水冲洗。

3 伤口不可包扎。除了个别伤口大，又伤及血管需要止血外，一般不上任何药物，也不要包扎。

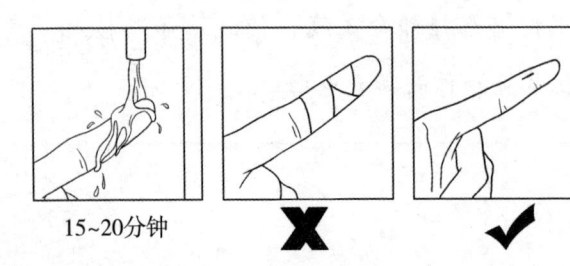

15~20分钟

第四章 老年人突发意外时的急救和自救

4 及时去医院。伤口反复冲洗后，再送医院做进一步的救治处理，并在24小时内尽早注射预防狂犬病疫苗。

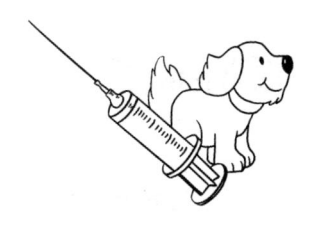

💡 注意事项

- 凡是被猫、狗咬伤，除非伤及大血管大量出血，否则先不要急着去医院诊治，而是应该立即、就地、彻底冲洗伤口。

- 被动物咬伤后应尽早注射狂犬病疫苗，越早越好。首次注射疫苗的最佳时间是被咬伤后的48小时内。具体注射时间是：分别于第0、3、7、14、30天各肌内注射1支（2毫升）疫苗，"0"是指注射第1支的当天（其余以此类推）。

- 在注射疫苗期间，注意不要饮酒，喝浓茶、咖啡，也不要吃有刺激性的食物，诸如辣椒、葱、大蒜等，同时要避免受凉、剧烈运动或过度疲劳，防止感冒。

- 特别提醒养犬者的是，狂犬病属于人畜共患病，死亡率极高。所以一般来说，对幼犬应按要求在相应周龄期间接种相关疫苗。切勿偷懒省事，引起严重后果。

眼睛撞伤

常见错误处理方式

◆ 在眼上热敷，使眼部血管扩张。
◆ 眼睛撞伤肿痛后，用手去揉眼睛，使双眼更红更肿。

正确急救措施

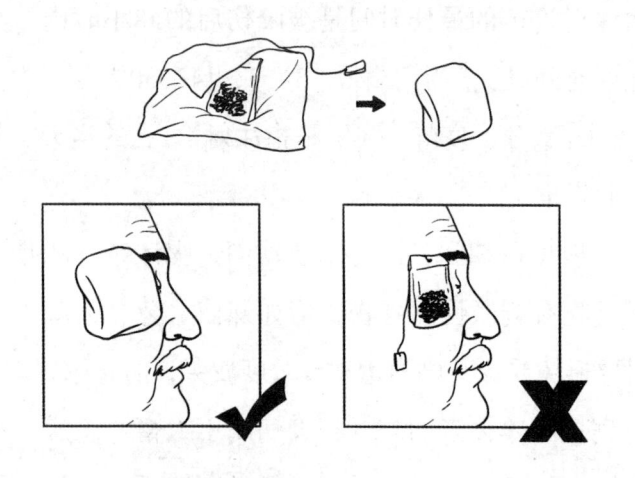

1. 用毛巾包住冷茶袋，敷在双眼上5分钟。茶中所含的单宁酸是一种很好的收敛剂，可有效消肿。

2. 如果没有茶袋，用冰水冷敷双眼3~4次，可消肿。

第四章　老年人突发意外时的急救和自救

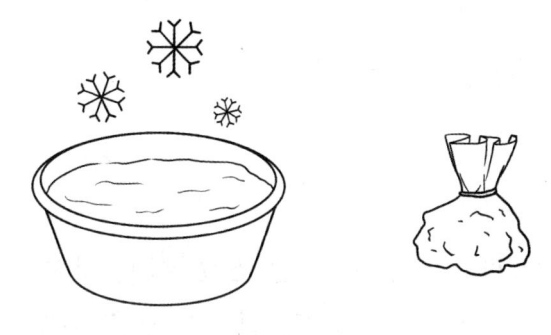

3 也可用黄瓜敷眼，黄瓜具有冷凝的效果。

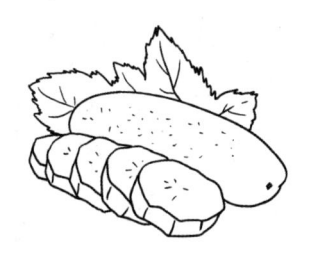

💡 注意事项

- 千万不要将茶袋直接放在眼皮上，否则会将你的眼皮染成黄色，且单宁酸会刺激眼睛，引起不适。
- 晚上睡前不能喝水、吃东西。

下巴脱臼

正确急救措施

1. 复位人可将家庭中常用的方凳放倒,让患者靠墙而坐,头贴着墙,这样下巴就能低于复位人的肘关节,复位时好用力。

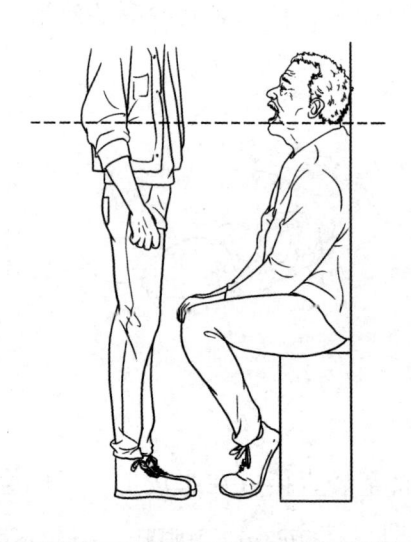

2. 复位人的双手拇指裹上手帕类布艺,伸进患者的口腔里,放在两边后牙的咬合面上,其余的4个手指放在嘴外边的下颌骨的下缘。

第四章　老年人突发意外时的急救和自救

3 复位前，先转移患者的注意力，然后用力向下压下颌，同时将颏部向上端，这样使下颌骨的髁状突呈弧状转动到结节的下面，只要轻轻向后推动一下，就能使髁状突滑到原来的关节腔里。同时复位人的双手拇指迅速滑到后牙的外边，避免咬伤。

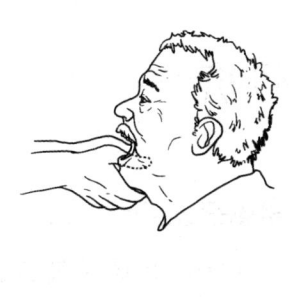

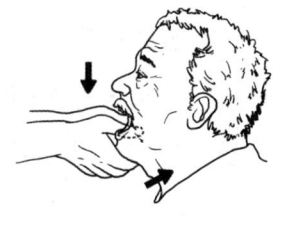

4 复位后，最好使用绷带将下巴托住，几天内不要张大嘴，防止形成习惯性脱位。

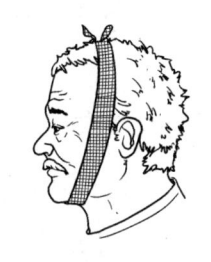

💡 注意事项

◆ 活动过程中感到酸痛缓解，一段时间（半小时左右）后下颌会自动复位。如果在活动过程中疼痛加剧，就不要擅自活动了，尽快去就医。

骨折

常见错误处理方式

- 不去正规医院就诊，反而首先想到找所谓"接骨"的民间游医治疗。
- 自行购买未经医药管理部门批准的"祖传膏药"。
- 受伤后贸然接受推拿、按摩，很可能使本来没有错位的骨折发生错位，造成二次损伤。
- 很多人喜欢用热毛巾对伤处进行热敷，使血管的损伤或肿胀加剧，对后期的处理和恢复不利。
- 将受伤外露的骨折塞回去，引起细菌感染。

正确急救措施

1. 应先进行冷敷处理，使用冰水、冰块或者冷冻剂敷住骨折部位，防止肿胀。

2. 迅速使用夹板固定患处，固定不应过紧。

3. 木板和肢体之间垫松软物品，再用带子绑好，木板长出骨折部位上下两个关节，如果没有木板可用树枝、擀面杖、雨伞、报纸卷等物品代替。

4 有破口出血的开放性骨折，可用干净消毒纱布压迫，压迫止不住血时，可用止血带环扎伤口的上方（近心端）止血。

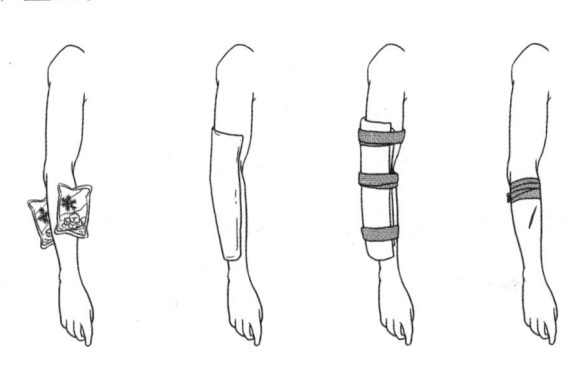

5 大腿骨折时，内出血可达1000毫升。包扎固定过紧会引起神经麻痹，须密切注意患者状况。

---小贴士---

- 多晒阳光，阳光中的紫外线促进体内钙的形成吸收，维持正常的钙磷代谢，使骨骼中钙质增加而提高骨的硬度。
- 不宜到人多车多的地方活动，下雨下雪或地上积水结冰时不要外出，避免跌倒而发生骨折。
- 当遭受损伤后如怀疑有骨折时应及时去医院诊治。
- 在医生指导下积极锻炼未受伤的关节。

腿脚抽筋

常见错误处理方式

◆ 睡觉时把腿脚露到被子外。

◆ 抽筋后继续走路或运动，使下肢过度疲劳。

◆ 长时间仰卧，使被子压在脚面，或长时间俯卧，使脚面抵在床铺上。

正确急救措施

1 若脚抽筋，将脚慢慢地伸直，不要弯曲或重叠。

2 脚趾与脚掌慢慢地弯向头部的方向。

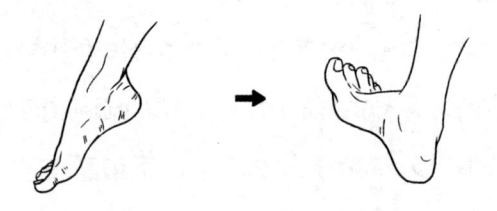

3 可轻轻按摩抽筋的部位，或请他人帮忙热敷与按摩，并保暖。

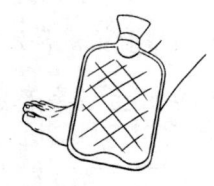

第四章　老年人突发意外时的急救和自救

重复以上3个步骤,当张力达到某一强度时,大脑会避免肌腱受伤而释放出放松肌肉的讯息,脚抽筋现象就会解除。

> **小贴士**
>
> ### 腿抽筋的主要原因
>
> ◆ 外界环境的寒冷刺激,如冬季夜里室温较低,睡眠时盖的被子过薄或腿脚露到被子外。
>
> ◆ 疲劳、睡眠休息不足或过多导致局部酸性代谢产物堆积,均可引起肌肉痉挛。
>
> ◆ 老年女性雌激素下降,骨质疏松,都会使血钙水平过低,肌肉应激性增加,而发生痉挛。
>
> ◆ 睡眠姿势不好,如长时间仰卧,使被子压在脚面,或长时间俯卧,使脚面抵在床铺上,迫使小腿某些肌肉长时间处于绝对放松状态,引起肌肉"被动挛缩"。
>
> ◆ 引起老人腿抽筋的原因很多,并非都是由缺钙引起的,有相当一部分老年人发生腿抽筋是与腿部血液循环不良有关。也有可能是因老年人多有动脉粥样硬化,使得血管变窄,因而供血不足、血液循环不畅的情况较为普遍。

颈部扭伤

常见错误处理方式

◆ 休息时枕头垫得过高。

◆ 在使用颈部扳动法时,角度选取不当或猛力扳扭。

◆ 没有注意颈部的保暖。

正确急救措施

1 用拇指自上而下在颈部做推法数次,以理顺筋肉。用拇指揉拨颈部的压痛点数次,以消散筋结。

2 一手按住痛点,另一手扶于头顶部,做颈部的屈伸、旋转活动。活动范围可逐渐加大,以改善颈部的活动功能。取穴:风池、颈中、肩井、肩外俞、绝骨、落枕等。

3 用多指(食指、中指、无名指、小指)按揉颈部20~30次。捏拿肩筋20~30次。缓慢地做颈部侧屈及旋转活动20~30次。

第四章　老年人突发意外时的急救和自救

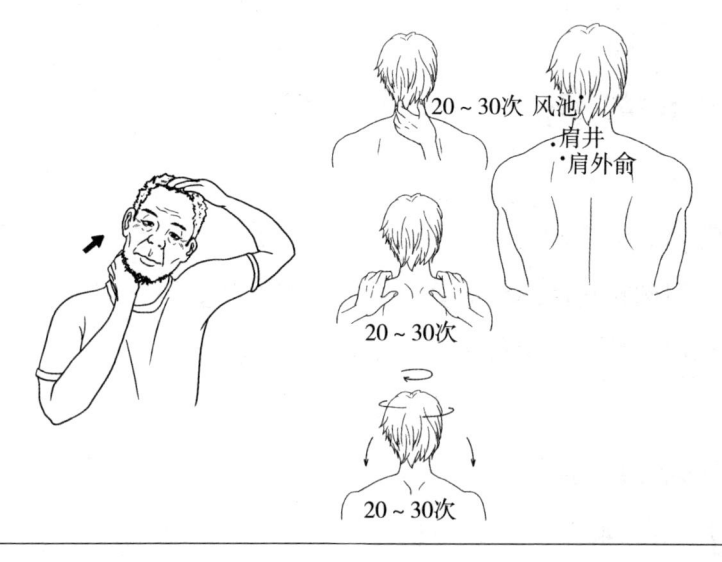

20～30次　风池
・肩井
・肩外俞

20～30次

20～30次

4 可用散风活络丸、小活络丹等药物配合治疗。

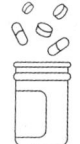

以上手法，每日早晚各1次。适用于颈部扭伤。

---小贴士---

预防颈部扭伤的方法

◆ 在学习工作时要采用合适的体位和姿势，避免慢性劳损。睡觉时要使用合适的枕头。平时要经常做颈部保健操，增强颈部肌肉。

◆ 颈肩部位要注意保暖防寒，预防软组织炎症。

◆ 要实行良好的生活方式，推迟身体老化。

肌肉拉伤

常见错误处理方式

◆ 肌肉拉伤后继续活动，导致拉伤更严重。
◆ 肌肉拉伤后进行按摩与热敷。

正确急救措施

1 用冷水冲局部或用毛巾包裹冰块冷敷。

2 用绷带适当用力包裹损伤部位，防止肿胀。

3 抬高伤肢并注意放松损伤部位肌肉。

4 同时，可服用一些止痛、止血类药物。根据伤情，可外贴活血和消肿胀膏药，可适当热敷或用较轻的手法对损伤局部进行按摩。

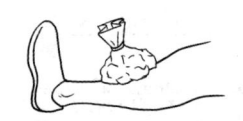

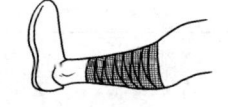

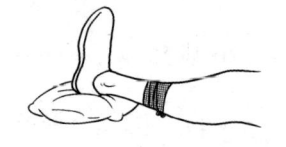

5 肌肉拉伤严重者，如将肌腹或肌腱拉断，应抓紧时间去医院做手术缝合。

> **小贴士**
>
> ### 肌肉拉伤恢复训练
>
> - 部分断裂者，局部停止活动2~3天，健肢及其他部位可以继续活动，以后逐步进行功能锻炼，但应避免重复受伤的动作。
> - 1周后可逐渐增加肌肉的力量和柔韧性练习。在做伸展练习时以不增加伤部疼痛为度。10~15天后，症状基本消除，可逐渐进行正规训练。
> - 运动时伤部必须使用保护支持带，并充分做好准备活动。
> - 肌肉、肌腱完全断裂或撕脱骨折者，应立即停止运动，完全休息，积极治疗。
>
> ### 预防肌肉拉伤的方法
>
> - 剧烈运动前做好准备活动，尤其是易拉伤部位的准备活动。
> - 体质较弱、训练水平不高的，运动时要量力而行，防止过度疲劳和负荷太重。
> - 改善训练条件，注意运动场所的温度。冬季在户外运动时要注意保暖，不可穿得太薄。
> - 肌肉拉伤后重新参加训练时要循序渐进，要注意观察肌肉的反应，如肌肉的硬度、韧性、弹力、疲劳程度。切勿操之过急，并要加强局部保护，防止再度拉伤。

跟腱受伤

常见错误处理方式

- 经常运动时，没有改变发力方式，没有避免跟腱过度负荷。
- 小腿发力过猛、位置不对，使足部跟腱支点损伤。
- 运动量不大的运动爱好者，运动前不注意热身，运动姿势不到位。

正确急救措施

1 走路时略感疼痛，可以用提高鞋子后跟的方法，来缓解腿部与跟腱的拉力，从而缓解疼痛。建议使用专用的后跟垫，或自制一个棉垫。

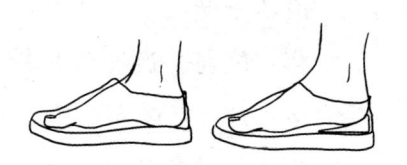

2 情况严重的，可用中药外敷、熏洗等办法缓解疼痛。

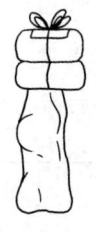

第四章 老年人突发意外时的急救和自救

3. 跟腱受伤后，不要在松软的地上跑步，这样会加重病情。每次运动完，最好用冰敷跟腱。

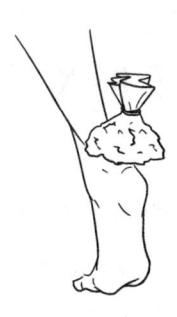

> **小贴士**
>
> **预防跟腱受伤的方法**
>
> ◆ 运动前，做好热身伸展运动，筋骨活动开。小腿肌肉绷得太紧或过于疲劳时，运动产生的冲击力传到跟腱，有可能引起跟腱炎。
>
> ◆ 挑选合适的鞋子。如果鞋子过大，人往往会弯曲脚趾抠住鞋底，这个动作会过度使用跖腱膜和相关组织，导致局部肌腱劳损，引发跟腱炎。
>
> ◆ 跑步距离增加过快、训练过量，会给跟腱带来更大的冲击力。在进行身体锻炼时，一定要循序渐进，慢慢加量。
>
> ◆ 场地太硬、跑鞋太硬等都有可能引发跟腱炎症。在鞋跟内加一层垫子帮助减缓跟腱紧张。

手指关节错位

常见错误处理方式

◆ 指关节受伤后继续进行手指运动，使损害更严重。

◆ 手指关节错位以后，采用粗暴手法推拿。

◆ 手指关节错位后固定的时间过短，而造成手指关节复位效果差。

正确急救措施

1. 应该一手固定患指掌部，另一手握患指关节，先顺畸形拔伸牵引，然后用拇指推指骨基底部向前方，同时，食指托顶指骨头向背侧，逐渐屈曲指间关节，即可复位。

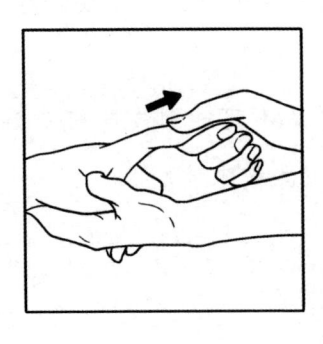

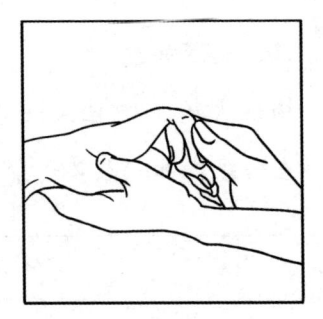

2 用塑形铝板或竹片，置于患指的掌侧，固定患指于对掌侧位2周。

3 或用绷带卷置于手掌心，将手指固定于屈曲位也可。

注意事项

- 如果手指扭伤，应该立即停止活动，以防疼痛和肿胀加重。
- 早期加强受伤手指的健指功能锻炼，去除固定后，可进行掌指关节和指间关节的主动屈伸活动，活动范围由小到大，逐渐进行。
- 指关节错位后手指功能恢复较缓慢，常需3～8个月才能完全恢复，且常有关节增粗、变硬、伸屈功能部分受限、疼痛等后遗症。
- 合并骨折者，骨折块有分离移位、旋转或嵌入关节间隙，导致手法复位失败者，需要切开复位细钢针内固定，合并侧副韧带断裂者，则需手术修补侧副韧带。

踝关节扭伤

常见错误处理方式

- 用热毛巾敷,想活血消肿。
- 强忍着疼走路、活动。

正确急救措施

1. 立即停止行走、运动或劳动,取坐位或卧位。同时,可用枕头、被褥或衣物、背包等把足部垫高,以利静脉回流,从而减轻肿胀和疼痛。

2. 立即用冰袋或冷毛巾敷局部,使毛细血管收缩,以减少出血或组织液渗出,从而减轻疼痛和肿胀。

3. 冷敷后,用绷带、折叠成条带的三角巾等布料做踝关节"8"字形加压包扎,使受伤的外踝形成足外翻,或受伤的内踝形成足内翻,可减轻疼痛。

第四章 老年人突发意外时的急救和自救

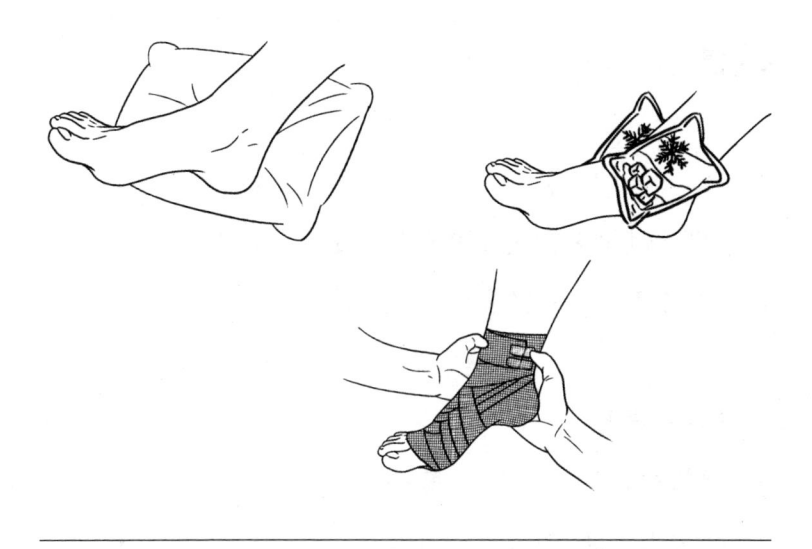

4 把患者送往医院进一步诊断治疗，必要时拨打"120"急救电话。

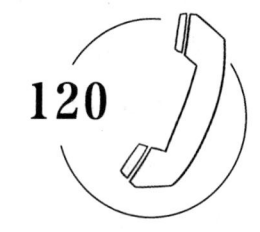

注意事项

◆ 发生踝关节扭伤以后，首先要注意限制活动，避免关节扭伤的情况变得更加严重，也要避免出现关节错位。

跌倒

常见错误处理方式

- 立即将跌倒老人扶起来或者移动老人。
- 对损伤部位进行搓、揉、压或热敷等。

正确急救措施

1. 判断意识前，不要轻易移动患者。轻拍老人双肩，分别在双侧耳旁大声呼喊，如老人无任何反应，应用5～10秒观察胸部是否有起伏，以判断呼吸是否存在。

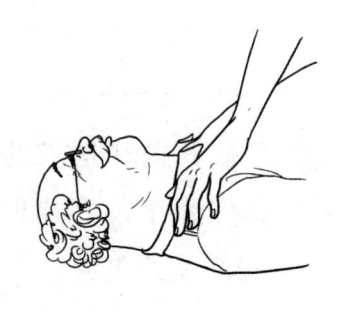

2. 如果老人意识清楚，应询问其跌倒的情况。首先应怀疑是否为"急性脑血管病"，询问相关症状，如有无头晕、心慌、胸痛等。

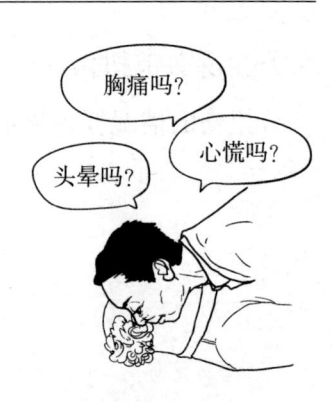

第四章　老年人突发意外时的急救和自救

3 检查有无局部外伤，若有，及时采取止血、包扎、固定等措施。不要给老人喂水、喂饭、喂药等，以防止窒息。

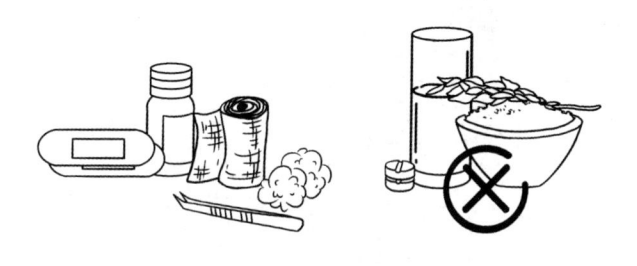

4 如果老人意识丧失，但呼吸存在，应将其摆放成"稳定侧卧位"，检查口腔中是否有呕吐物，用手指清理干净。并拨打"120"急救电话。

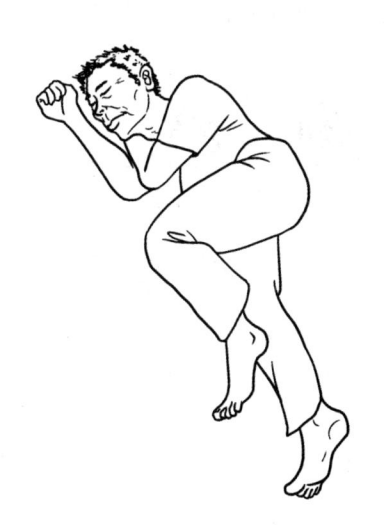

5 如果老人意识丧失，呼吸也停止或呈喘息样呼吸，应立即做心肺复苏术，并叫人拨打"120"急救电话。

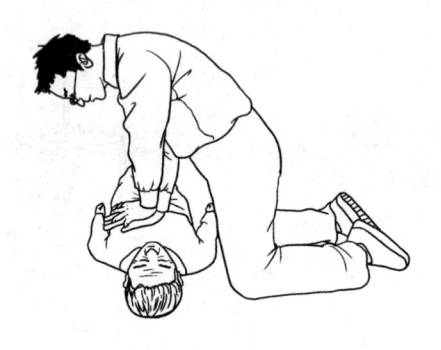

6 如因车祸、高处坠落等外界暴力原因，导致老人颈部、背部、腰部剧烈疼痛，应考虑有脊柱损伤的可能，此时禁止搬动老人，以免加重损伤，立即拨打"120"急救电话说明情况，请专业急救医生处理。

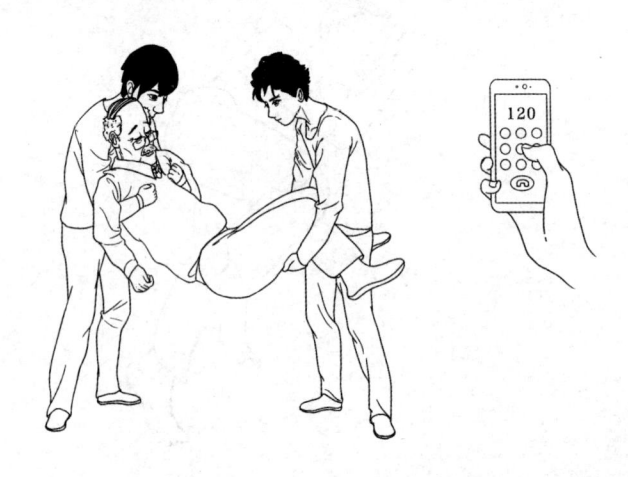

第四章 老年人突发意外时的急救和自救

💡 注意事项

◆ 遇到患者跌倒不可着急扶起,应掌握就地抢救的原则。

> **小贴士**
>
> 生活中常用到的易致跌倒的药品有降压药、降糖药、抗精神病药、抗抑郁症药、抗癫痫药、利尿药、导泻药、止痛药等。
>
> 有时难免会因疾病的需要而服用,此时也无须太过紧张,做到以下几点,就可以避免跌倒。
>
> ◆ 易致跌倒药物服用0.5~1.5小时内发生跌倒的概率比较高,所以服药后最好原地休息(1.5小时内尽量不要外出),如果要在家中走动,记得动作一定要缓慢。
>
> ◆ 严格遵照医嘱服用易跌倒药品(按剂量用药,避免误服或多服);药物治疗方案改变时(启用新的药物或是增加药物剂量),日常行动一定要小心留意,同时留心观察身体反应,避免发生跌倒。
>
> ◆ 如果服用药物出现一些不适症状,比如头晕、眼花、视力模糊等,要及时告诉医生,以便医生及时调整药物种类以及剂量。

第五章

独居老人的"急救经"

1. 拨打"120"后，一定要等到对方先挂电话。

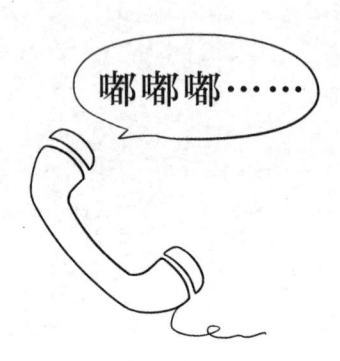

2. 地址写清楚，放在电话旁。

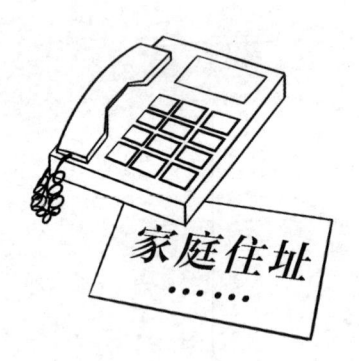

第五章 独居老人的"急救经"

3. 打完"120"后电话别占线。

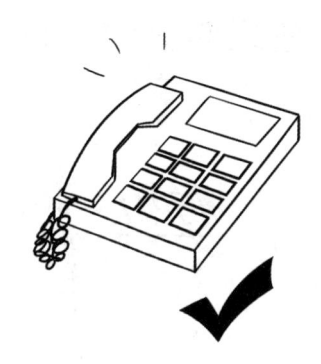

4. 优先打开家门。

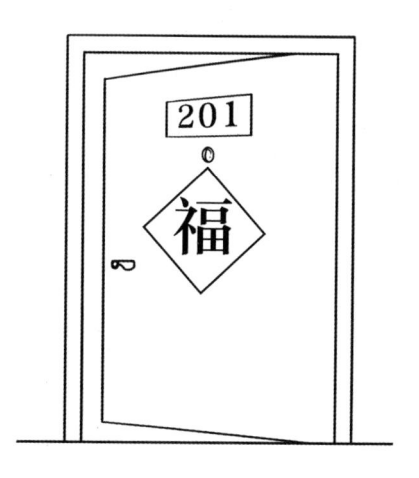

5. 将病历放在容易找到的地方。

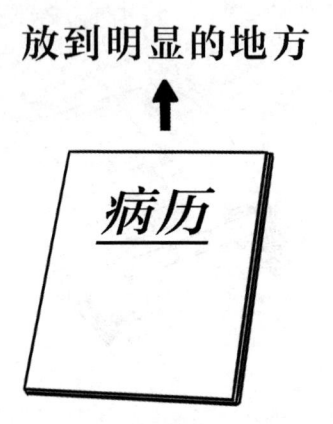

放到明显的地方
↑
病历